OPPOSITION
AUX ERREURS
SUR LA SCIENCE MÉDICALE.

DE L'IMPRIMERIE DE POULET,
QUAI DES AUGUSTINS, N°. 9.

OPPOSITION AUX ERREURS SUR LA SCIENCE MÉDICALE,

OU

LES MÉDECINS DÉFENDUS DANS LEURS PRINCIPES MORAUX, ET LA STABILITÉ DES DOGMES DE LEUR ART OPPOSÉE AUX IDÉES SUBVERSIVES DE M. BROUSSAIS, MIS EN PARALLÈLE AVEC SYDENHAM.

PAR F. M. LEROUX (DE RENNES),
DOCTEUR EN MÉDECINE.

Fremant licet omnes, dicam quid sentio.
(DURET, in coac.)

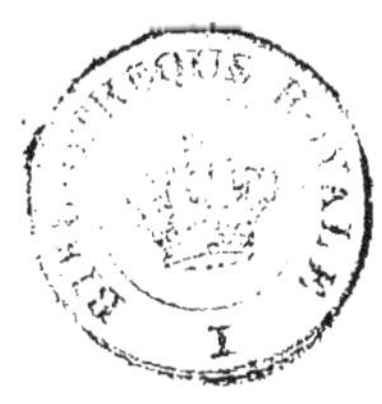

A PARIS,

Chez POULET, Imprimeur-Libraire, quai des Augustins, n°. 9;
et chez les Marchands de nouveautés.

1817.

« Il est temps enfin que les médecins se persuadent que leur science ne peut faire de » progrès que du moment où elle marchera » au *flambeau* de la physiologie et de l'anatomie pathologique ; que la doctrine en » vogue, toujours fondée sur des abstractions, est fausse ; que les classifications des » nosologistes ne sont que des arrangemens » de mots d'un sens mal déterminé, et que » de tous les livres que nous possédons, il » n'y a rien à conserver que les faits, » avec la condition expresse de les vérifier » à chaque instant ; car souvent on les a » défigurés pour les faire cadrer avec les » théories (1). »

Ce langage, malgré sa réticence, est positif. L'arrêt m'a paru dur, et avant de mettre à exécution les ordres du *nouveau prophête*, qui m'affligeaient, étant un peu bibliophile, j'ai voulu témoigner à mes enfans chéris la peine que me causait notre *séparation éternelle* mais *inévitable*, d'après

(1) Exam. de la doctr. médic., p. 225, *Broussais*.

la *sentence immuable* de celui qui est envoyé pour nous apporter le *flambeau*, *lumière de vérité pour les médicastres*, *et de vie pour les moribonds*, et réduire au néant les produits du génie des grands hommes qui ont posé les fondemens de notre art.

Pour la vérité il n'est point de sacrifice: toujours elle sera mon point central d'attraction. J'allais obéir, lorsque, par suite d'une mauvaise habitude, je me suis surpris au milieu de *Sydenham*, *Baillou*, *Baglivi*, *Stoll*, etc., écrits que, dans mon aveugle ignorance, je ne cessais d'admirer. Étonné de ma faiblesse, j'ai cependant voulu passer quelque temps en société avec ces anciens, mais dangereux amis, que j'allais sacrifier à la vérité. Hélas! serais-je donc dans l'erreur? Après d'impartiales réflexions, je me suis persuadé que ces écrits faisaient exception à l'anathème de M. le docteur *Broussais*; et sous peine de passer pour mauvais croyant, j'ai résolu de les conserver et d'en faire l'objet journalier de mes méditations.

Je les ai reméditès ces immortels écrits, et j'ai frémi du sacrilége qu'allait me faire commettre mon enthousiasme pour le réformateur moderne. Comme dans la jeunesse nous sommes facilement mus! Dans cet âge avantageux pour les études, nous nous lançons avec ardeur à la recherche de la vérité. Fondateurs de sectes, *gens qui voulez faire tapage*, qu'il vous est facile de porter à l'enthousiasme nos jeunes âmes. Levez l'étendard, et criez bien fort: Accourez, suivez-moi; voilà la lumière; sortez des ténébreux chemins de l'erreur; c'est contre ce monstre que nous marchons; à moi est réservé la gloire de porter les premiers coups mortels à cet hydre, et à vous celle d'être les premiers à me suivre: soyez mes prosélytes, et dès cet instant regardez-vous, quoique imberbes, regardez-vous comme bien supérieurs à ces vieux pédagogues qui ne sont que des *assassins*, tandis que vous, en suivant mes traces, vous deviendrez les sauveurs de l'humanité! Ces promesses flattent trop l'orgueil des jeunes têtes, pour n'en pas faire tourner bon nombre. Le docteur *Broussais* dogmatise, et à cet unique point de lumière, se dissipent les ténèbres qui enveloppent les jeunes esprits, qui s'enflamment à tel point, qu'au milieu du transport de sa phlégmasie cérébrale, un Gascon s'écriait : « *Sandis ! qué né mé braqué-t-on vingt canons contré cette École dé Médécine.* »

Indignation de mon âme! non, les cris d'un ambitieux atrabilaire ne sont point faits pour attirer à la vérité les âmes honnêtes. Scandale! ils sont venus les fauteurs de tels principes, se servant de la plume ou du langage présomptueux et insolent de leur chef; ils sont venus braver la Faculté jusque dans son enceinte. Cependant la contagion n'a point été générale, et malgré les grossières assertions de M. le docteur *Broussais*, nous ne pensons pas que le très-estimable professeur *Pinel n'est qu'un ignorant qui ne sait pas le français*. Mon intention n'est pas de prendre la défense de ce respectable professeur; car toutes les déclamations tombent d'elles-mêmes devant l'auteur du *Traité phylosophique sur l'Aliénation mentale*; la défense de la Faculté de Médecine, ce corps n'en a pas besoin. (1)

(1) *Non tali auxilio, nec defensoribus istis tempus eget.*

Je n'ai pas, non plus, la prétention de vouloir, moi pygmée, m'opposer à l'élévation de ce puissant génie qui s'annonce comme *le sauveur des malheureux mortels qu'égorgent tous les médecins*. Mieux que personne je sais que ce serait présomption ou imprudence de vouloir, avec mes propres forces, qui sont faibles comme celles d'un jeune homme, attaquer de front, et pied à pied, un écrit que l'on dit être basé sur l'expérience, et qui est présenté par un auteur connu; mais du moins il me sera permis, je l'espère, les écrits des grands maîtres de l'art à la main, de faire voir à mes jeunes confrères que celui qui veut être le coryphée moderne n'est pas inattaquable.

Dans les Annales de l'art se retrouve le souvenir des révolutions de la science médicale. On peut y voir la foule immense des systêmes et des sectes qui s'élèvent, s'entre-choquent, s'abaissent et s'anéantissent pour renaître dans la suite peu ou point modifiés, mais presque toujours sous d'autres noms. Au milieu et bien au-dessus des débris de toutes ces sectes, s'élève la doctrine hippocratique; c'est l'arche qui doit nous mettre à l'abri du naufrage. O mes jeunes confrères, que n'est-elle celle d'alliance! Nous devons fuir les sectes, puisque dans la république médicale une saine philosophie a brisé le sceptre du despotisme. D'ailleurs, il est trompeur l'éclat passager des sectes : c'est la lumière de la poudre à canon, et bientôt, si vous en approchez, l'épaisse fumée qui lui succède vous aveugle et vous étouffe. Fuyons tout esprit de parti. Dans la science, j'assimile les fondateurs de sectes à ces hommes ambitieux nés pour le malheur et l'asservissement des peuples, qui, je ne sais dans quelles vues, à l'aide de grands mots, voudraient arracher l'arbre divin de la liberté qui, arrosé du sang de nos proches et de nos larmes, s'élève à peine au-dessus des ossemens de nos concitoyens; mais les racines en sont dans nos cœurs; et moi, la main sur le mien, je m'écrirai : Oui, toujours, toujours je sacrifierai sur l'autel de la liberté. Que de même nos esprits, nourris des dogmes hippocratiques, rendent hommage au divin vieillard et à ceux qui l'imitent, et délaissent cette sorte d'hommes qui, par ambition, ne portent avec eux dans la science, comme dans la politique, que trouble et anarchie.

La critique, dans toutes les sciences, est un instrument salutaire et un moyen sûr de hâter le perfectionnement des connaissances humaines; mais celui qui l'exerce doit unir le plus vaste savoir à l'extrême sévérité des convenances; et loin de porter une main profane sur l'œuvre de l'observation, il doit en admirer l'utilité et en conserver à jamais l'importance. (1)

Je suis loin, malgré ma bonne volonté, d'avoir le bonheur de posséder un vaste savoir; aussi serai-je regardé comme incompétent dans la discussion critique qu'a engagée M. *Broussais*. Cependant, comme il n'entra jamais dans ma pensée de porter une main profane sur l'œuvre de l'observation, je déclare hautement consacrer à sa défense les faibles moyens que la nature me départit. C'est d'après cette manière de penser que je crois devoir attaquer l'ouvrage inconvenant et subversif de plusieurs bases fondamentales de la science, intitulé: *Examen de la doctrine médicale*, par *M. Broussais*. Mais aussi, dirigé par les mêmes principes, je me fais un devoir de rappeler les titres

(1) *Beaumes*, Disc. apolog. sur Syd. p. 54.

de l'auteur de l'*Histoire des Phlégmasies chroniques*.

« M. *Broussais* a défriché le vaste champ des inflammations chroniques des organes pulmonaires et abdominaux, et a provoqué l'attention des hommes de l'art sur un genre de lésions qui, souvent inconnues ou distinguées trop tard, font le désespoir des médecins comme des malades, et moissonnent une foule d'individus, victimes, les uns de leur indocilité aux conseils les plus salutaires, les autres d'une dangereuse sécurité qui les empêche de réclamer à temps les secours de l'art; ceux-ci, de la violence même ou de l'étendue de leur mal; ceux-là de l'obscurité profonde souvent répandue sur ce genre d'affection. M. *Broussais* a donc rendu un éminent service à la science en s'efforçant de combler le vide considérable qu'elle présentait sur ce point, et la manière dont il a exécuté un travail aussi hérissé de difficultés, et qui exigeait tant de patience et de recherches unies à un esprit juste et pourvu de connaissances solides, lui assure une des places les plus distinguées parmi les bons observateurs. (1) »

(1) *Renauldin*, Introd. du Dict. des sci. médic., p. 53.

OPPOSITION
AUX ERREURS
SUR LA SCIENCE MÉDICALE.

PREMIÈRE PARTIE.

Instruction morale puisée dans les écrits de Sydenham. — *Analogie des principes moraux de ce grand médecin et de ceux d'Hippocrate.*

Il existe une façon de penser assez généralement répandue, mais que je ne saurais partager, non-seulement parce qu'elle est exclusive dans l'esprit de certaines personnes, mais encore parce que sans être justement fondée, elle jette de la défaveur sur les médecins, et ôte de la considération due à la dignité de notre art.

Quelqu'un aura dit : Les médecins, ce sont gens à science ; philosophes, ils sont athées ; et la foule, qui toujours imite, répète : Abus de mots, raisonnement vicieux. *Newton*, *Pascal*, lorsque vos cœurs s'élevaient vers la Divinité, étiez-vous donc sans génie ? Peut-être que l'exposition des beaux principes moraux de deux grands médecins détrompera les gens du monde, et ne leur fera plus voir dans cette classe une réunion d'hommes sans principes, favorisant l'athéisme ; que nous, jeunes gens du siècle, nous ne rougirons plus de professer une manière de voir adoptée par nos plus illustres maîtres, et que nous n'aurons plus la folle prétention de croire pouvoir nous faire passer pour des hommes importans, en frondant les éternelles bases de toute morale.

Il est vrai que de tout temps les médecins se sont montrés avec éclat dans la carrière des sciences. Faisant une étude particulière du chef-d'œuvre de la création, l'homme de l'art a paru au vulgaire vouloir tout expliquer par la matière ; et il a surtout favorisé cette idée, lorsqu'étudiant l'organisation du cerveau, il a voulu, comme on l'a tenté depuis long-temps, et ainsi que s'efforce de le faire de nos jours le docteur Gall, rendre raison de la diversité des pensées, par l'influence qu'exerce sur l'être pensant la modification des formes des différentes parties de cet organe. Quelle que soit l'opinion que l'on veuille avoir sur de pareilles recherches, bien loin de crier au matérialisme, je pense cependant comme mon maître *Sydenham*, qui, sur cet objet, s'exprime ainsi : *Sicuti de facto constat cerebrum omnis tam sensûs quam motus fontem esse, tum etiam et cogitationum et memoriæ officinam, et tamen non est possibile à diligentissimâ ejus inspectione contemplatione ve mentem usque adeò illuminari, ut intelligere, possit, quo pacto substantia ita crassa et quasi pulpa quædam, neque operis, ut videtur, usque adeò affabrè elaborati, usui ita nobili et facultatibus tam præcellentibus queat sufficere; neque exinde assignare quis potis est, quâ ratione ex natura ejus vi et structurâ partium, sive hæc sive altera ista facultas necessariò fuerit exerenda* (1).

Hippocrate ne croyait pas que toutes les facultés de l'intelligence de l'homme pussent être réduites à la sensation développée (comme l'ont imaginé plusieurs métaphysiciens modernes, qui ont admis sans aucunes preuves cette identité radicale); mais il distinguait avec beaucoup plus de probabilité, dans l'âme, deux puissances, celle d'apercevoir par les sens, et celle de juger les objets qu'ils lui présentent (2).

Si nous trouvons *Hippocrate* et *Sydenham* d'accord sur l'existence de l'âme, ces génies supérieurs ont à plus forte raison reconnu l'âme du monde, le créateur de l'univers, et ces deux fortes têtes se sont humblement inclinées devant le maître de toutes choses; leurs cœurs

---

(1) *Syd.*, Opera, tome Ier., • 225.

(2) *Barthez*, Disc. sur l'inaugur. du buste d'Hippo., p. 33.

reconnaissans ont rendu à l'Être-Suprême les purs hommages des sages. Par le mot *nature*, dit *Sydenham*, j'entends toujours l'assemblage des causes naturelles qui, quoique brutes et entièrement dénuées d'intelligence, sont néanmoins conduites avec une extrême sagesse dans leurs opérations et leurs effets; d'autant que le souverain Être, dont la puissance les a produites, et de la volonté duquel elles dépendent, les a tellement disposées par sa sagesse infinie, qu'elles suivent, dans les opérations qui leur sont propres, un ordre fixe et une méthode constante; et quoiqu'elles ne fassent rien au hasard, et qu'elles agissent toujours de la manière la plus avantageuse au bien commun de l'univers, et la plus convenable à leur nature particulière, elles ne laissent pas d'être de purs automates qui ne se meuvent point d'eux-mêmes, mais seulement par la volonté du Créateur (1).

Hippocrate a eu sur la nature de la Divinité, l'opinion la plus vraisemblable que l'homme, livré à ses propres lumières, ait pu s'en former dans tous les temps. Il paraît avoir pensé, ainsi que le très-grand nombre des anciens philosophes, que Dieu est dans l'univers ce que l'âme est dans l'homme.

---

(1) *Syd.*, trad. de Jault., tome Ier., p. 104.

D'ailleurs Hippocrate rendait aux dieux, et recommandait de leur rendre, le culte que la sagesse des législateurs de la Grèce leur avait démontré être nécessaire à la durée et au bonheur des grandes sociétés. Il était infiniment éloigné des vaines opinions de ceux qui ont pensé que les mœurs d'un peuple corrompu peuvent être abandonnées aux progrès naturels de leur dégénération, ce qui saperait le fondement de toutes les lois ; ou qu'elles peuvent être conservées telles qu'il convient au soutien de l'État, sans le secours d'une religion qui entraîne la masse de ce peuple, et qui lui fasse respecter les principes de la morale qu'on ne peut lui démontrer.

Comment résistera-t-on à la violence des intérêts particuliers, que l'organisation même de la société produit et multiplie sans cesse, et qui sont essentiellement destructeurs de l'ordre de la société, si on n'invoque une religion qui tous les jours transporte l'homme dans un autre monde entièrement différent de celui où toutes ses affections concentrées le retiennent dans un trouble perpétuel.

Mais pour que l'homme se livre à cette espèce d'enchantement, il faut une religion qui subjugue toutes les puissances de son âme, en y réveillant des dispositions naturelles qu'une fausse et dangereuse philosophie s'efforce continuellement de détruire. Il faut que cette religion frappe agréablement les sens, par la pompe et la beauté du spectacle de ses fêtes et de ses cérémonies; qu'elle captive l'imagination, en l'occupant de mystères qui répondent à l'attrait que tous les esprits ont pour le merveilleux; et que, flattant l'amour-propre par la pureté et l'élévation de ses motifs, elle excite et entraîne une sensibilité douce, tendre, mélancolique, dont la nature a mis le germe au fond de tous les cœurs, et dont le charme peut faire oublier toutes les séductions des passions viles et corruptrices (1).

---

(1) Pour se faire une idée de la force morale que donnent les principes religieux, je ne recourrai pas à l'histoire de ces martyrs de toutes les sectes religieuses qui ont su affronter avec calme mille tourmens et mille morts répétés, ni à celle de ces solitaires de la Thébaïde, de ces missionnaires respectables qui ont su se priver de toutes les douceurs de la vie, et traverser toutes les peines, pour remplir un but qu'ils croyaient utile au bonheur de leurs semblables; mais je ne puis m'empêcher de citer avec autant de respect que de plaisir, ces religieuses (ainsi que leurs bons et célèbres fondateurs) qui, pour se consacrer au service le plus dangereux pour leur existence, le plus repoussant pour tous les sens et l'imagination d'une femme, le plus pénible pour leur physique naturellement faible, renoncent, jeunes encore, non-seulement à leur liberté, à toutes les jouissances du monde et à ses illusions si flatteuses pour la jeunesse, mais en-

Cependant Hippocrate a reconnu qu'il fallait donner des bornes à cet empire si respectable

---

core aux liens si chers de parens et d'amis, et à cette espérance si douce et si attrayante pour le cœur d'une femme, de pouvoir devenir un jour amante, épouse et mère ! Et cependant pas une de ces religieuses ne dément par sa conduite l'admiration et les éloges que tout le monde se plaît à leur accorder. Je me rappellerai toujours avec respect les prévoyantes et douces attentions et les bons soins que je les ai vues prodiguer dans le service des hôpitaux ! Toujours le même calme, la même douceur envers des malades souvent malhonnêtes et insolens. Ce qu'il y a de plus étonnant et de non moins admirable, c'est que rien n'effraye leur sensibilité, rien ne rebute leur courage, lorsqu'il est question d'être utile ; il est méme peu de travaux qui lassent leur faiblesse ; et avec cela elles ont trouvé le secret d'être heureuses ! Elles portent même le bonheur empreint sur leur figures! Il faut se hâter de conclure qu'il n'y a dans l'état actuel de la société, que les idées religieuses, imprimées de bonne heure dans le cœur, qui puissent faire faire de semblables sacrifices, porter à un pareil dévouement et en donner l'habitude. En vain dira-t-on qu'il s'y joint d'autres motifs : serait-ce celui de l'argent ? mais elles n'en reçoivent que pour faire des charités. Des honneurs? elles les dédaignent. Des ajustemens ? on connaît ceux qu'elles portent. Répètera-t-on que c'est le fanatisme qui les anime ? dans ce cas, je répondrai que c'est un fanatisme bien louable et bien heureux pour l'humanité, que celui qui fait qu'on se sacrifie pour elle ; mais non, ce fanatisme n'est pas compatible avec un air si calme et de la religion ; et c'est dans cette vue, qu'il s'est élevé avec force contre certaines opinions superstitieuses qui régnaient de son temps (1).

Un savant médecin de nos jours disait, dans un discours public : « Il faut croire que notre collègue a réussi sans peine à démontrer la sainteté de plusieurs de nos confrères ; mais est-il également bien prouvé que d'autres aient mérité l'odieux reproche d'athéisme ? N'est-ce pas plutôt un de ces outrages faits inconsidérément à des esprits supérieurs, par l'intolérance d'ignorans sectaires, ou par les fauteurs intéressés des plus ridicules superstitions ? Nous croyons au contraire que, même dans le polythéisme, la religion des médecins, d'accord avec la raison, s'élevait au-dessus de la crédulité du vulgaire. Qu'il est

---

avec une conduite si continuellement douce et modérée. Dira-t-on enfin que cela tient à leur sexe naturellement bon et sensible ? qu'on essaye alors de mettre à leur place des femmes qui n'auraient pas les mêmes principes, et l'on verra, si elles y restent, ce qu'elles y feront....

D'ailleurs, qui ne sait que les hommes mêmes, qui sont de bonne foi religieux, deviennent capables du même héroïsme. Il suffit de jeter les yeux sur les respectables ecclésiastiques qui assistent les mourans dans les hôpitaux.

P.S. Thouvenel, Traité analyt. des fiév. contag., p. 38.

(1) *Barthez*, Disc. cité, p. 35.

exemplaire et beau, le culte de Galien, lorsque, couché sur les débris de l'homme et des animaux, dont il étudiait la structure, il disait aux dieux : Je décrirai ces merveilles, et ce seront les hymnes par lesquelles je célébrerai votre puissance! (1)

S'il se trouve un homme, dit *Sydenham*, qui, par une méthode sûre ou par un remède spécifique, sache non-seulement arrêter le cours des fièvres intermittentes, mais encore les déraciner entièrement, je crois cet homme obligé, par toutes sortes de raisons, de faire part au public d'un secret si important ; et s'il manque à ce devoir, j'ose dire qu'il ne mérite le nom ni d'un bon citoyen, ni d'un homme prudent. Il ne convient pas à un bon citoyen de se réserver par un motif d'intérêt, la connaissance d'une chose si avantageuse à tout le genre humain ; et il n'est pas d'un homme prudent de se priver soi-même des bénédictions qu'il pou-

---

(1) M. *Desgenettes*, Discours prononcé dans la séance publique de la Faculté de Médecine, le 7 novembre 1814.

Le médecin dont parle M. *Desgenettes* est M. *Petit-Radel*, sous le nom duquel se trouve, dans le Dictionnaire encyclopédique de Médecine, l'art. *Saints Medecins*. Je ne sais si cet article est bien de feu *Petit-Radel* ; mais le ton qui y règne me donne des soupçons et ne me paraît pas trop convenable à pareille matière.

vait attendre de la bonté divine, en contribuant au bien public. D'ailleurs un homme de bien fait beaucoup moins de cas de la gloire et des richesses, que de la vertu et de la sagesse. *Honoris autem ac divitiarum longè minor apud probos ratio habetur, quam virtutis et sapientiæ.*

Quels sont donc les principaux caractères de la vraie philosophie dont Hippocrate était pénétré? Rechercher la vérité, pratiquer la bienfaisance, et n'estimer les biens de la fortune et de la gloire, qu'autant qu'ils peuvent servir à ces fins généreuses.

Hippocrate, toujours soumis aux obligations qu'imposent les vertus premières, devait s'élever encore davantage par un effet du peu d'estime qu'il faisait de la célébrité et des richesses. Ce sentiment ne pouvait que produire en lui une autre vertu courageuse et d'un ordre supérieur, qui est méconnue du peuple de toutes les classes, et qui honore d'autant plus le médecin qui la possède. Il est souvent appelé, dans l'exercice de ses fonctions, à pratiquer cette vertu rare qui lui fait voir avec la même indifférence la censure ou les applaudissemens de la multitude, qui n'est pas faite pour le juger. Lorsqu'il est assuré, autant qu'il peut l'être, des motifs qu'il a de choisir une méthode de traitement éloignée des opinions reçues par le peuple, il ne balance pas à la suivre, quoiqu'il compromette sa réputation et sa fortune, plutôt que d'adopter une autre méthode qui, ayant l'approbation générale, pourrait être dangereuse ou moins sûre (1).

Sydenham est dirigé par cette belle et énergique philosophie, lorsqu'il nous dit : Voilà, mon cher lecteur, ce que j'avais à dire sur la petite vérole. Il y aura bien des gens qui en feront peu de cas, car tel est le génie de notre siècle. Je sais néanmoins combien cela m'a coûté de peine, de soins et de travail, durant plusieurs années de suite. Je ne l'aurais pas même publié, si la charité pour le prochain, et le desir d'être utile aux autres, ne m'y avaient engagé ; quoique je sente bien que la nouveauté des choses que j'avance fera du tort à ma réputation (2).

C'est encore dans le même sens que *Sims* nous dit : Dans les maladies aiguës, le médecin doit suivre avec constance la méthode qu'il sait avoir toujours réussi dans semblables cas, tout le monde se déchaînât-il contre elle ; et dans les circonstances les plus dangereuses, il ne doit pas se laisser ébranler par la crainte de

(1) *Barthez*, Disc. cité p. 43.

(2) *Sydenham*, Traduction, t. Ier., p. 226

perdre sa réputation. Comment, en effet, oserait s'honorer du titre de médecin, celui qui, voyant son malade perdu s'il l'abandonne à son sort, et qu'il n'y ait qu'un à parier contre mille qu'il pourra le tirer d'affaire par un coup hardi, n'oserait lui prêter une main secourable, dans la crainte de compromettre son caractère et de hasarder sa réputation? Non, il n'a jamais éprouvé ces sentimens délicieux du cœur et ce vrai enthousiasme du génie qui seuls peuvent l'élever jusqu'à la perfection de son art, et lui faire dévorer non-seulement sans peine, mais encore avec plaisir, les désagrémens que son état lui offre. Quand, au contraire, un médecin voit que son traitement manque de succès, il doit s'arrêter, il doit être circonspect. Que dans ces circonstances, ses opinions et sa méthode soient pour ainsi dire aussi ductiles que l'or; qu'il les dépouille et de tout préjugé opiniâtre, et de la rigidité pédantesque de la théorie.

Mais, me dira-t-on, *Sydenham*, dont vous vantez les principes de morale, fut faible et pusillanime au milieu du danger. Il est vrai, dirai-je, qu'il ne conserva pas, au milieu de la terreur générale que causait la peste dans sa patrie, le sang-froid, père de ce beau dévoûment qui

---

(1) *Sims*, Obser. sur les mal. épid., p. 73.

porte le médecin à se sacrifier pour le salut de la race présente, et qui, en lui faisant voir son âme s'élevant vers l'immortalité, le fait jouir du tribut de gloire et d'admiration que les générations à venir paieront à sa mémoire. Ah! il est rocher, celui que l'espérance d'une telle récompense ne transporte pas! Qu'il voie dans les siècles se perpétuer son glorieux souvenir; qu'il voie à travers la nuit des temps, l'impression magique que fait sur nos jeunes cœurs le nom d'un grand homme qui a bien mérité de l'humanité; qu'il voie ces larmes abondantes et involontaires que nous arrache l'admiration. N'entend-il pas ces soupirs et ces sanglots qui nous soulagent au milieu des transports de notre émulation? Ah! qu'il est heureux, celui qui, favorisé de la nature et des circonstances, peut dire : J'ai passé au milieu des hommes pour y rester toujours!

Je ne prêcherai point, dit d'*Alembert* aux gens de lettres, tous ces lieux communs sur le mépris de la gloire, si souvent recommandés et si peu suivis par les philosophes. Je ne chercherai point à avilir des motifs qui, sans avoir si l'on veut un fondement bien réel, sont pourtant la source de tout ce qui s'est fait de grand, d'utile et d'agréable parmi les hommes. L'estime de ses contemporains et de ses compatriotes, est au moins un bien de convention comme tant d'autres, et si généralement reconnu pour tel, qu'il serait insensé, inutile et dangereux de vouloir sur ce point détromper personne. Mais comme l'estime publique est l'objet qui fait produire de grandes choses, c'est aussi par de grandes choses qu'il faut l'obtenir, ou du moins la mériter, et non l'envahir par des manœuvres inutiles et basses (1).

Concernant le reproche fait à *Sydenham*, d'avoir fui lors de la peste de Londres, il importe de rapporter le fait tel qu'il s'est passé; et pour ce, laissons ce modeste et sincère écrivain parler: « Pour ce qui est du traitement de la fièvre pestilentielle et de la peste, on m'accusera peut-être de présomption et de témérité, de ce qu'ayant demeuré loin de Londres pendant la plus grande partie du temps que la peste a ravagé cette ville, et par conséquent ne pouvant avoir un assez grand nombre d'observations, j'ose néanmoins traiter cette matière. Mais comme les habiles médecins qui ont eu la hardiesse et le courage de braver la mort, et d'exposer continuellement leur vie pendant toute la contagion, n'ont pas eu jusqu'à présent la volonté de publier ce qu'une longue expérience leur a appris sur la nature de cette hor-

(1) *D'Alembert*, Essai sur les gens de lettres.

rible maladie, j'espère que les gens de bien ne trouveront pas mauvais si j'en dis mon sentiment, qui est fondé sur mes propres observations, quoiqu'elles soient en petit nombre. Il ajoute : Au reste, voyant le danger qui me menaçait de près, je me détermine enfin, par le conseil de mes amis, à fuir avec les autres, et je transportai ma famille à quelques lieues de Londres. Mais je revins en cette ville avant mes voisins, et dans le tems où la contagion était encore assez violente pour qu'on fût obligé d'avoir recours à moi, faute de meilleurs médecins. Peu de temps après je vis un grand nombre de malades qui avaient la fièvre, et je fus extrêmement surpris de trouver que cette fièvre ressemblait à celle que j'avais traitée avec tant de succès avant mon départ (1).

Voilà le fait : je fais observer en outre que *Sydenham* était un pauvre goutteux, et que la majorité de la population de Londres s'était réfugiée dans les lieux circonvoisins.

Mais nous Français, nous n'avons pas besoin d'aller chercher chez les étrangers des modèles de conduite pour ces circonstances aussi difficiles que malheureuses. Nous devons toujours, jeunes médecins, avoir présent à la mémoire et

---

(1) *Sydenham*, t. Ier., p. 88 et 97.

admirer le beau dévouement du professeur *Desgenettes ;* action héroïque tant de fois narrée et qui sera encore tant de fois citée à ceux qui nous succèderont. Les valeureuses et invincibles phalanges républicaines forçaient les sables brûlans des déserts de l'Egypte de produire les verts lauriers de la victoire qui devaient ceindre leurs fronts, lorsque ceux qui avaient trouvé dans leur courage guerrier le bouclier des braves contre lequel vinrent s'émousser les damas des déterminés mamelucks, se virent tout-à-coup aux prises avec un ennemi aussi terrible pour eux qu'ils l'étaient eux-mêmes pour les défenseurs du croissant. Mais ces derniers avaient l'avantage de venir, en gens de cœur, expirer les armes à la main sous les bayonnettes formidables des rangs impénétrables de nos guerriers qui enviaient cette mort des braves. Elles étaient inutiles ces bayonnettes, rempart qui toujours assurera l'indépendance de ma patrie au milieu des nations et malgré les traîtres ; elles étaient inutiles contre la peste : ce fléau moissonnait les enfans de la victoire ; ses progrès étaient tels, qu'il allait, peut-être, enlever jusqu'au courage du soldat français. Mais avec l'armée était son médecin en chef : il vit le danger et son âme noble le guida. Afin de rétablir le calme dans les esprits agités, et de faire naître l'espérance, il se sacrifia.

Lui-même s'inocule la peste, y survit et existe aujourd'hui pour recevoir nos hommages.

Puisse le souvenir de notre grand législateur nous rappeler, dans tous les tems, que les hommes qui se montrent les plus dignes de l'estime des sages, sont ceux pour qui la connaissance de la vérité et le sentiment de la vertu sont les premiers besoins de l'âme; exerçant constamment la bienfaisance envers leurs semblables, sans se laisser jamais atteindre par la contagion des opinions populaires, et qui réduisent à leur valeur réelle tous les objets que s'exagèrent les passions ambitieuses de gloire et de fortune (1).

Qu'il est beau de pouvoir dire à la fin de sa carrière, avec *Sydenham* : Quand le dernier jour de ma vie sera arrivé, ma conscience me rendra témoignage, non seulement que j'ai travaillé avec toute la diligence et la bonne foi possibles à la guérison de tous les malades, de quelque état et condition qu'ils fussent, qui se sont confiés à mes soins, les ayant tous traités comme je voudrais qu'on me traitât moi-même, si j'avais les mêmes maladies.

---

(1) *Barthez*, Disc. cité.

DEUXIÈME PARTIE.

Des dogmes fondamentaux de l'art respectés par Sydenham, *et quelques réflexions critiques sur l'ouvrage de M.* Broussais. (1)

Notre art, qui paraît si incertain, a cependant des bases fondamentales reconnues et respectées par les plus grands médecins; et *Sydenham*, qui est à juste titre placé au premier rang, a non-seulement suivi ces dogmes fondamentaux, mais il les a encore sanctionnés par sa propre expérience.

Natura morborum medicatrix. Cet axiome est admis d'après Hippocrate, par tous les bons médecins. Aussi *Sydenham* nous dit-il, en parlant de ce grand maître: Ce grand homme a établi comme un solide fondement de son art, *que la nature guérit les maladies.* Et lui-même nous dit: *Morbus est conamen naturæ, quæ materiæ morbificæ exterminationem in ægri salutem molitur.*

(1) *Broussais*, Examen de la doctrine médicale.

Clerc s'appuie de cette sentence, pour regarder la maladie comme l'effet nécessaire de la nature agissant sur un corps dont les organes sont en souffrance. Le mécanisme en est si sagement disposé, que les mouvemens qui en dépendent remédient au désordre (1).

Sydenham ne cesse, dans ses écrits, de nous rappeler cet axiome, qui toujours le guida dans la pratique; et c'est après avoir senti l'avantage de l'observation de la marche de la nature, qu'il nous annonce que celui qui observe les phénomènes naturels des maladies, deviendra le plus habile à découvrir les indications vraies et propres à les guérir.

Ce qui, dans l'animal, forme le caractère de la maladie, dit *Voullone*, et en perfectionne exactement l'idée, c'est l'effort que fait indispensablement la nature, pour surmonter l'obstacle qui lui résiste, ou repousser l'aiguillon qui la presse, et que par un nouvel emploi ou une nouvelle direction de ses forces, elle cherche à surmonter.

Cette vérité, si mal apperçue par les uns, paraît avoir été sentie par les autres avec trop d'enthousiasme. Ceux-là n'ont vu dans la ma-

---

(1) *Clerc*, Hist. natur. de l'hom. malade disc. préli., p. 12.

ladie qu'un désordre mécanique ; et ceux-ci ont avancé que la maladie n'était rien au-delà de cet effort dont nous venons de parler. Les anciens ont été sans doute beaucoup plus exacts, lorsqu'ils nous ont représenté la maladie sous l'image d'un combat entre la nature et le principe morbifique. Ce combat n'est en effet que l'inquiétude et l'agitation d'un principe sensible qui cherche à repousser une sensation incommode. Il doit donc nécessairement naître avec la maladie, l'accompagner dans tous ses temps, et ne se terminer qu'avec elle. Il est donc vrai que la nature, qui dirige toutes les opérations de l'animal dans l'état de santé, ne l'abandonne pas dans l'état de maladie (1).

Il était bien persuadé de la force médicatrice de la nature, notre grand maître, lorsqu'il disait : *Optima medicina interdùm est medicinam non facere* (HIPP., *de Articulis*).

Si les plus grands hommes dans notre art prenaient la nature pour règle, dit *Barker*, on peut s'étonner, avec raison, comment les médecins en sont venus jusqu'à abandonner un guide aussi excellent, et à s'écarter d'une route-pratique aussi sûre et aussi droite que celle que suivait *Hippocrate*. Il n'est cependant trop que

(1) *Voullone*, Mém. sur la méd. expert., p. 14 et 23.

vrai que plusieurs médecins de l'*antiquité*, et encore plus de *modernes*, ont pris un autre chemin. Il y a toujours eu, dans le monde, des personnages qui, par vanité, par entêtement, ou dans le dessein d'abuser un peuple crédule par l'idée de leur habileté supérieure, ont eu l'ostentation de se donner pour *réformateurs de la médecine*.

Le nombre de ces Messieurs est assez grand; mais on peut les diviser en deux classes principales; et je les appellerai, pour les distinguer, *médecins philosophiques*, et *antiphilosophiques* (1).

Si nous examinons attentivement les progrès de la *nature abandonnée à elle-même* dans les maladies aiguës, sans être préoccupé d'aucun système, nous ne pouvons manquer d'observer qu'il faut un certain *degré de fièvre* et un certain *espace de temps*, pour préparer la matière fébrile (c'est-à-dire la matière qui cause la fièvre) à l'expulsion; et qu'après être préparée comme il faut, ou, pour me servir d'une ancienne façon de parler, lorsque la *coction est parfaite*, cette matière est ordinairement jetée hors du corps par quelque décharge critique, ou par d'autres voies, comme l'urine, les sueurs, etc. Or, cette action de préparer ou de cuire la matière, et de l'expulser après la préparation,

---

(1) *Barcker*, Essais sur la conformité de la méd., p. 194.

est faite par la *nature*, quoiqu'elle puisse être avancée ou retardée par les moyens de l'art. Mais comme la guérison des maux aigus dépend principalement de cette coction et de l'évacuation, et est, à proprement parler, l'ouvrage de la nature seule, il s'ensuit évidemment qu'on ne doit jamais interrompre la *nature* dans sa course, quand le travail de la coction et de l'évacuation de la matière fébrile avance comme il faut, et que l'art ne doit s'en mêler que quand la nature pèche à l'un ou à l'autre de ces égards (1).

Cette doctrine admise par tous les grands médecins, et que l'on pourrait appeler la *doctrine hippocratique*, puisque la base de cette doctrine est tout entière dans celle de la coction et des crises, a été rejetée par des esprits orgueilleux ou faux ; mais je ne sache pas que ces détracteurs aient pu l'attaquer victorieusement; et quand bien même ils parviendraient à la faire oublier momentanément, le savant qui recherchera la vérité, en retrouvera les matériaux dans la nature, au lit des malades, et dans les livres des bons observateurs. Mais que les disciples de la saine doctrine se rassurent, l'orgueil des chefs de sectes ne sera point assouvi ; et malgré leur vomissement d'injures et d'absurdités,

---

(1) *Barker.*

l'éclat de la vérité brillera pour la joie de ses défenseurs, le salut des hommes, et pour forcer ses ennemis à rentrer dans les ténèbres de l'oubli.

M. Broussais nous donne un bel échantillon de la force de sa dialectique, et de celle des argumens que l'on peut opposer à la doctrine de la coction et des crises. « Je ne saurais revenir, dit-il, de ma surprise, quand je retrouve dans des ouvrages modernes, les mots de *crudité*, *coction* et *crises*, expressions qui sont, quoiqu'on en dise, essentiellement liées aux idées de matières morbifiques, de despumation, et qui nous représentent le corps humain comme une sorte de chaudière où le sang et les humeurs sont en ébullition, et le principe vital occupé à entretenir le feu jusqu'à ce que le venin ait subi le degré de coction qui le rend susceptible de s'élever à la superficie de la liqueur, comme une sorte d'écume, et de se répandre à l'extérieur. C'est cette image grossière et ridicule qui porte encore nos contemporains à prodiguer les stimulans dans les fièvres, afin que le principe vital soit fourni de combustibles jusqu'à la fin de son opération (1). »

Que de belles choses ! que de gentillesses ! M. *Broussais* pense-t-il donc, parce qu'il parle

(1) *Broussais*, Examen ne la doct. méd., p. 158.

à des Français, que cette bouffonnerie l'emportera sur le simple langage de la raison et de la vérité ? Mais laissons M. *Lerminier* y répondre : « La considération des phénomènes de la digestion dans l'homme en santé, a sans doute conduit les anciens à retrouver, dans le désordre apparent des maladies, l'image assez ressemblante de cet acte naturel.

» Ainsi, les mots et les idées de *crudité*, de *coction*, de *travail* et *d'excrétions critiques*, vont être compris sans effort, et devenir sensibles par cette ingénieuse comparaison. Il faut se rappeler que les anciens disaient que la digestion était la coction des alimens. Il est facile de retrouver dans le paroxisme de la digestion les trois temps ou périodes d'une fièvre, d'une maladie ; il en est la véritable esquisse.

» Premier temps d'irritation ; celui où l'estomac mis en action appelle et concentre toutes les forces de l'économie.

» Deuxième temps de maturation : celui où ces forces concentrées se développent, où la chylification s'opérant, une nouvelle matière, qui a subi divers degrés d'assimilation, est présentée aux différens organes de la nutrition, et aux couloirs excrétoires.

» Troisième temps d'excrétion ; celui où tous les organes laissent couler la matière formée, par leur action, sur le sang qu'ils ont reçu et élaboré.

» Continuons le parallèle. Si l'on suppose qu'au premier temps de la digestion les alimens soient rejetés par le vomissement, ou traversent le tube intestinal rapidement et sans altération, comme dans la lienterie, il serait bien évidemment dans un état de crudité.

» De même, on pourra appeler *crue*, dans les maladies, toute matière rejetée ou excrétée qui, soit par l'excessive irritation des organes, soit par leur atonie et la perversion des forces vitales, n'aura pas subi une préparation convenable ; et ce temps sera, pour la maladie, celui de la crudité.

» Si, au contraire, l'estomac exerce suffisamment son action sur les alimens, ce temps plus ou moins long sera nommé, avec raison, temps de maturation ou *coction*, puisque les alimens auront été, en apparence, *mûris*, *cuits*, *digérés*.

» De même, les médecins ayant remarqué que les matières des excrétions dans les maladies, dès que le travail de la seconde période avait modifié l'économie, présentaient des caractères physiques et chimiques différens de ceux des excrétions du premier état, ces observateurs, dis-je, ont été conduits, par l'analogie, à regarder ces matières comme le produit d'une sorte de digestion, et par conséquent à appeler *cuites* ces matières, et *coction* le temps d'incubation.

» Si ensuite, l'assimilation des alimens opérée, les organes excrétoires séparent, avec un dégagement très-marqué de calorique, une matière élaborée, ce temps sera évidemment celui de l'*excrétion*.

» On peut encore supposer une indigestion complète ; alors les alimens resterons *crus*. Le premier temps ne se changera qu'imparfaitement dans le second, et l'on peut croire que l'acte digestif n'aura consisté cette fois que dans la première période ; de même, dans une maladie dont l'issue doit être fatale, le premier temps, le temps d'irritation, persistera ; tout restera *cru*, et le second temps, indispensable pour atteindre au troisième et à la guérison, n'arrivera pas (1). »

D'ailleurs, M. *Broussais* n'est pas le seul qui ait méconnu les crises. Le génie orgueilleux d'*Asclépiade* (dit M. *Broussonet*), méconnaissait les crises : son opinion fut renouvelée par toute la secte des chimistes, à la tête desquels se trouvent *Paracelse* et *Sylvius Deleboé* qui n'en parle pas même. Nous avons eu aussi des ennemis de la doctrine des jours critiques, et notre école rougirait d'avoir entendu les *Barbeirac*, les *Chirac*, les *Fizes*, déclamer contre le respect qui leur est dû, si elle n'avait été

---

(1) *Lerminier*, Propositions sur les Crises.

rassurée par le peu de célébrité qui doit suivre ces noms. Mais Montpellier a produit les *Arnaud-de-Villeneuve*, les *Dulaurent*, les *Rivière*, les *Bordeu*, et une foule d'illustres médecins dont la réputation se mêle à celle de *Sennert*, de *Stahl*, *Boerhaave*, *Hoffmann*, *Albertini* et *Baglivi*, tous zélés défenseurs de la doctrine de leur maître. Enfin, si quelqu'un pouvait douter encore et se refuser au témoignage respectable de tous ces praticiens, je le conduirais dans notre école clinique, le sanctuaire de la médecine hippocratique; là, il verrait comment, depuis quatre ans, la nature répond à ceux qui sont dignes d'en être les ministres, et il finirait par dire avec *Baillou* : *Agant quidquid velint pratici, sed revera dierum observatio, magni facienda est* (1).

Quel est celui, dit le professeur *Baumes*, qui, après *Hippocrate*, a, mieux que *Sydenham*, étayé une doctrine qui est la pierre angulaire de la médecine, que tous les médecins avouent, et dont chacun d'eux fait varier l'interprétation? Mais que l'un attribue à la nature le pouvoir de guérir les maladies par une suite de la disposition du corps et de la correspondance intime qui est établie entre toutes ses parties, tandis que l'autre voit dans ce pouvoir

---

(1) *Broussonet*, Tabl. élément. de la Semei., p. 194.

secret une intelligence ou une prévoyance qui tend à mettre de grandes limites à l'art, créé pour en suivre, épier et seconder les efforts : cette loi sacrée de reconnaître dans l'économie vivante une force qui en dirige le mécanisme et en constitue le véritable moteur, sera-t-elle moins émanée de l'observation la mieux réfléchie, et des faits les plus sévèrement analysés? Sans doute, cette force et son degré moyen d'énergie doivent, en médecine, devenir une règle fondamentale, et tout y doit être rapporté; mais les agens qui modifient cette force, qui l'altèrent, qui l'exaltent, la détruisent, ne sont-ils pas encore l'objet d'une considération moyenne; et l'attention du médecin peut-elle être mieux dirigée que vers la connaissance de tout ce qui constitue la nature aux prises avec les influences diverses, si susceptibles d'en changer les déterminations? A la vérité, la nature, ses droits, sa puissance, ses efforts constans et ses écarts constituent la doctrine médicale des premiers temps de la médecine; mais avouée, défendue et propagée par ceux qui se sont fait une gloire de reconnaître les biénfaits que l'antiquité a légués aux temps modernes, elle a acquis une force d'opinion que les sectaires voudraient en vain affaiblir ou détruire. Qui le croirait cependant! l'époque où nous vivons ose se distinguer par une sorte de mépris qu'on tâche de déverser sur les écrits et l'expérience des anciens. Un solidisme aveugle, ou un vitalisme exclusif sont opposés à l'observation des âges; mais les principes qu'ils défendent, valent-ils ces doctrines immuables, auxquelles se sont attachés les médecins de tous les siècles que le génie des sciences tend à rectifier et ne peut détruire, et qu'il faut restaurer, lorsque, perdue dans la nuit des hypothèses, la médecine attend le nouveau rayon de lumière qui doit la vivifier et la rendre à la pureté (1).

Outre ces grands principes auxquels *Sydenham* était attaché, il reconnaît encore l'influence des saisons sur la production et le génie des maladies: *Non inficior nonnullos esse omnium horarum; alii tamen, nec pauciores occulto quodam naturæ instinctu, annorum tempora, non secus quam quædam aves aut plantæ sæquuntur.* Et il ajoute: *Denique tempestates, quæ scilicet quivis morborum generi potissimum faveant diligenter observandæ sunt.*

Morton a dit: *Quantum étiam aëris constitutio morbos universales promovet, medicos non latet* (2).

Hippocrate nous avait enseigné l'avantage

(1) *Baumes*, Disc. apolog.. sur *Sydenh.*, p. xxxij.
(2) *Morton*, Opera, p. 133.

que retirerait de l'étude des saisons celui qui veut faire des progrès dans l'art. *Qui artem medicam rectâ investigatione assequi valet, is primum quidem annui tempora in considerationum adhibere debet, quid horum quodque possit. Neque enim quidquam habent simile, sed cum inter se plurimum differunt, tùm etiam propter eas quæ in eis contingunt mutationes* (1).

Mais à quoi bon rapporter l'étude importante des saisons? Ai-je l'intention de me conformer aux préceptes de *Baillou,* qui nous dit: *Morem et ingenium morborum, ex observatione tùm antegressorum tùm præsentium temporum facile repeti, et ad normam istam dignoscendi, præsentiendi imò et medendi, momenta captanda esse* (2). Oui, je m'y conformerai, car le même médecin prononce la sentence suivante : *Medicus inglorius, suâque functione parum dignus videatur, qui horum (temporum) rationem animo complexus non fuerit* (3).

Non-seulement *Sydenham* admettait cette influence des saisons, mais comme il avait vu des maladies d'un mauvais génie coïncider

---

(1) *Hipp. De aer. loq. aq., sect. II, foès*, p. 281.

(2) *Ballon, Eph. epid., lib. præm.*

(3) *Id. lib. I*, p. 2.

avec une constitution bien réglée, et dans d'autres circonstance sous une constitution déréglée, des maladies d'une marche égale et d'un caractère benin, il avait admis des constitutions d'années, qui ne viennent ni du chaud, ni du froid, ni du sec, ni de l'humide, mais plutôt d'une altération secrète et inexplicable qui s'est faite dans les entrailles de la terre; alors l'air se trouve infecté de pernicieuses exhalaisons qui causent telle ou telle maladie, tant que la même constitution domine. Enfin, au bout de quelques années, cette constitution cesse et fait place à une autre. Chaque constitution générale produit une fièvre qui lui est propre, et qui, hors de là, ne paraît jamais; c'est pourquoi j'appelle, dit-il, ces sortes de fièvres *stationnaires* ou *fixes*.

De plus, il ajoute : Il y a, dans une même année, certaines températures particulières; et quoiqu'en ce temps-là les fièvres épidémiques qui suivent la constitution générale de ladite année, règnent plus ou moins, ou commencent plutôt ou plus tard, à proportion des qualités manifestes de l'air, néanmoins les fièvres qui arrivent indifféremment dans toutes sortes d'années, et que j'appelle à cause de cela *intercurrentes* ou *spodariques*, doivent alors, plus que toutes les autres, leur origine à une certaine température de l'air. Il faut bien observer que, comme plusieurs de ces maladies règnent dans une même année, il y en a ordinairement une qui domine les autres et qui les tient, pour ainsi dire, sous sa dépendance. Les autres, durant ce temps-là, sont moins violentes; en sorte qu'elles diminuent quand la maladie principale augmente, et qu'elles reprennent de nouvelles forces quand la maladie principale diminue.

C'est ainsi que ces maladies se font sentir tour-à-tour suivant que la constitution de l'année et la température sensible de l'air favorisent d'avantage l'un et l'autre.

La maladie qui règne avec le plus de fureur vers l'équinoxe d'automne, et qui fait alors le plus de ravage, donne son nom à la constitution de toute l'année. En effet, on s'apercevra facilement que la maladie épidémique qui aura dominé sur les autres en automne, domine aussi sur toutes les autres de la même année et du même temps, lesquelles s'accommodent à son caractère autant que leur nature le permet.

C'est trop resserrer l'idée que l'on doit avoir des épidémies, dit M. *Broussonet*, et s'en faire une bien fausse que de croire qu'il faille donner ce nom aux maladies qui affectent un grand nombre d'individus ou qui paraissent avec des symptômes extraordinaires. L'étymologie du mot grec *épidemion* ou *épidemon*, qu'*Hippo-*

crate a employé, a pu faire naître cette erreur; mais on n'a qu'à lire les ouvrages où cet homme divin traite des maladies populaires, on sera bientôt convaincu qu'une épidémie existe souvent sans s'annoncer par des phénomènes effrayans, et que ce nom ne peut s'appliquer, comme on l'a fait, à une foule de maladies des saisons ou à des fièvres contagieuses.

S'il est vrai que le mode stationnaire ne puisse s'établir sans l'action continue des intempéries de l'air, il s'ensuivra de là qu'une épidémie ne peut exister en même temps que la cause qui la produit; cette cause doit être placée à une distance telle, qu'on la distingue de son effet; et l'espace qui les sépare doit être assez long pour qu'il y ait constance dans l'action de la cause. Ce n'est donc pas dans la constitution actuelle de l'air qu'il faut chercher le principe des épidémies, mais bien dans celle des saisons précédentes; souvent même on est obligé de rétrograder plusieurs années, soit parce que la cause a mis un long espace de temps à agir, ou parce que ses effets n'ont pu être développés que par des circonstances retardées.

C'est pour n'avoir pas fait assez d'attention aux avis répétés d'*Hippocrate* et à la marche qu'il a suivie, que presque tous les auteurs qui ont traité des épidémies, ont non-seulement méconnu leurs causes, mais, embarrassés sur le mode curatif et la nature des maladies, ils en ont salué plusieurs comme nouvelles, tandis qu'elles avaient été décrites avant eux. L'illustre *Sydenham* a commis lui-même cette faute; en ne considérant que la constitution de l'année dont il décrit l'épidémie, il n'a pu parvenir à en reconnaître le type que par des essais répétés. Il nous décrit lui-même la marche qu'il suivait à tâton, et les épreuves qu'il faisait des différens remèdes. *Ubi genuinam medendi rationem auspicato mederim metam quasi semper attingo, donec extinctâ illâ specie, novo que gliscente morbo, anceps rursum hæreo, qua mihi via insistendum ut ægris subveniam.* Aussi avançait-il que, connaissant quatre-vingt-dix-neuf maladies épidémiques, la centième peut être inconnue. C'est le peu de relation que l'Hippocrate anglais avait observé entre les maladies et la constitution des saisons, qui lui avait fait naître des doutes sur la solidité de la doctrine hippocratique, tandis que ce disparate aurait dû lui suggérer que c'était dans les saisons précédentes qu'il fallait rechercher une cause qu'il ne pouvait point trouver; ce qui le prouve encore mieux, c'est que *Short* dit qu'on n'a jamais vu que les épidémies soient arrivées en Angleterre après une année réglée. Une suite d'intempéries dans les saisons étant parvenue à établir la cause matérielle des épidémies, le type stationnaire commence dès-lors à régner, et son action est modifiée par les saisons qu'elle parcourt; cette modification, sans porter atteinte au caractère de l'épidémie, la dirige sur telles humeurs, sur tels tempéramens, et enfin sur des parties différentes.

La constitution présente de l'air, l'idiosyncrasie des sujets, les lieux qu'ils habitent, sont donc autant de causes formelles des épidémies, puisqu'elles donnent la forme au mode stationnaire établi; mais jamais elles ne deviennent causes productrices de ce mode.

Les intercurrentes sont donc le produit immédiat de l'action de l'air; les épidémiques ne paraissent que quelque temps après cette action : les premières sont passagères, et se terminent ordinairement avec la saison qui les fit éclore; les autres, au contraire, ont un caractère stationnaire qui les rend indépendantes de la succession des temps (1).

Je viens d'exposer une doctrine qui, appuyée des premières autorités en médecine, et sortie du sein de l'expérience, semble devoir être respectée. Mais, hélas! qu'y-a-til de respectable pour l'orgueil et l'ambitieux désir de faire secte, auquel il faut des débris pour s'élever? Des débris! non, jeunes collègues, nous n'au-

---

(1) *Broussonet*, Tabl. élém. de la Sem., p. 33 et suiv

rons pas la douleur de voir renverser, que dis-je? ébranler même les belles et solides doctrines qui nous ont été léguées par nos antiques maîtres! M. *Broussais* a beau dire: « Il est encore une secte bien plus singulière parmi les médecins modernes, ce sont ceux qui n'ont dans la bouche que les mots *constitutions médicales*, *maladies intercurrentes*, *stationnaires*, *etc.*, et qui voient un génie ou un élément bilieux, catarrheux, inflammatoire, rhumatismale, intermittent, et lequel vient établir son domaine sur le corps humain en certaine saison, et marque de son cachet toutes les maladies qui paraissent dans cette période. Aussi ont-ils bien soin d'adresser leurs remèdes à cet être formidable, quelque invisible qu'il soit chez plusieurs de leurs malades; *et la complaisance avec laquelle ils vantent leurs succès n'est pas moins ridicule que leur crédulité est surprenante.* »

Quel charmant langage! mais il convient à la modestie de M. *Broussais*, qui traite tous les médecins défunts et présens *d'assassins*, et se regarde comme le seul et vrai médecin envoyé pour le salut de la race humaine.

Répondons cependant à M. *Broussais*. Il est vrai que *Barthez*, en parlant de la fièvre stationnaire, dit: *Sydenham* a reconnu, ainsi qu'un très grand nombre d'autres observateurs, qu'il arrive souvent que les fièvres épidémiques n'ont point de liaison manifeste avec les intempéries des saisons actuelles ou antérieures. Il a pensé que ces maladies épidémiques sont causées par une corruption de l'atmosphère, qui est produite ou par des influences des corps célestes, ou plutôt par des vapeurs qui s'élèvent du sein de la terre, lorsqu'elle souffre quelque altération qui nous est inconnue. Et de quelle utilité peuvent être ces hypothèses vaines et vagues, qui vont chercher les causes des épidémies dans des mouvemens intestins que recèlent les entrailles de la terre, ou bien dans des rapports de situation qu'ont entr'eux les corps qui se meuvent dans l'immensité des cieux? Ces conjectures, que *Short* a bien réfutées, ont contribué sans doute à persuader *Sydenham* qu'il existe des fièvres stationnaires, qui ne dépendent point des variations sensibles de l'atmosphère, qui règnent pendant plusieurs années de suite, et qui s'assujettissent la plupart des autres maladies, surtout fébriles, produites dans le même espace de temps; de manière qu'elles impriment à celles-ci leur caractère essentiel, et la nécessité d'un semblable traitement pour leur guérison.

Le caractère principal que *Sydenham*, et *Stoll* d'après lui, donnent à cette fièvre stationnaire, est qu'étant prédominante, elle régit et s'assimile d'autres maladies subalternes, fébriles ou non, qui sont produites en même temps que cette fièvre.

Si l'on concevait cette puissance de la fièvre stationnaire dans le sens que présentent les expressions de ces médecins, ce ne serait plus qu'une fiction métaphysique absolument invraisemblable. Car alors on devrait supposer que la fièvre stationnaire, et les maladies qu'elle soumet à son empire, sont des êtres qui subsistent par eux-mêmes; ainsi cette puissance *dominatrice* qu'on attribue à ces fièvres dites *stationnaires*, serait une de ces chimères que l'imagination peut enfanter dans l'obscurité des idées, et qui se dissipent aux premières clartés d'un raisonnement sévère (1).

C'est d'après ce passage qu'a écrit *Sprengel*, auteur qui narre les époques de la science avec l'esprit d'un sectaire, et qui cherche à affaiblir la force des saines doctrines pour faire triompher le *Brownisme*, dont il est partisan: et c'est d'après *Sprengel* que déclame M. *Broussais*, qui n'est que l'écho de l'écho, mais qui, poussé par des vues particulières, outre-passe les idées de *Barthez*: aussi laissons ce grand médecin lui répondre.

Quant aux maladies populaires, que les observateurs appellent communément *épidémi-*

(1) *Barthez*, Disc. sur l'Inaug., p. 16

ques, les faits nous indiquent ce principe extrêmement simple : que lorsqu'il existe dans un lieu une fièvre (par exemple, dysentérique, pétéchiale ou autre), qui, pendant une saison ou une année, domine, relativement à sa fréquence et à son intensité, sur les fièvres d'autres genres qui existent dans le même temps, cette fièvre dominante, et ces fièvres moins communes reçoivent des formes semblables (par exemple, périodique, inflammatoire, humorale), par les effets combinés des diverses saisons qui se succèdent, et des autres causes générales. D'après cette ressemblance que leurs formes prennent alors, on voit que les traitemens de toutes ces différentes maladies doivent avoir entr'eux une grande analogie. Telle est la conclusion qu'on doit tirer de la doctrine d'Hippocrate réduite à ses plus simples termes. Cette doctrine a été bien suivie par *Baillou*, qui paraît être le plus grand des médecins modernes, et supérieur même à *Sydenham,* malgré tous les éloges exclusifs qu'on fait donner à celui-ci, le zèle patriotique des Anglais, les suffrages de quelques médecins célèbres, et la routine d'adulation de tous les autres (1). (*Honneur à mon pays!*)

Cependant je dirai avec *Baumes* : C'est donc

(1) *Barthez*, Disc. cité p. 19.

à l'observation qu'il faut avoir recours sur la question des fièvres stationnaires; et celui qui voudra méditer la doctrine de *Sydenham* sur ce point, n'oubliera pas que *Graut* s'est montré le plus digne commentateur de cet homme célèbre (1).

Mais cependant, je dois le dire, il me semble prouvé que la succession des saisons produit des maladies qui ne sont point en rapport avec la saison présente, ce que *Bacon* nous enseigne. *Multis morbis tam epidemicis quam aliis suum et proprium sæviendi tempus est; falsò id imputatur æris per id tempus constitutioni, cum lateat causa in antecedanei tempori, devoluto in illo circuitu, et serie tempestales anni copulante; ideò Hippocrates in prognosticis, bonas observationes habet morborum, qui temporis elapsi indolem testantur* (2).

Cette influence des constitutions atmosphériques porte même sur les maladies contagieuses, les modifie et force d'en varier le traitement. *Neque enim tantum febrium pestilentialum, variolarum, morbillorum, aliorumque morborum acutorum quoties eos epidemicos esse contingit, aer inspiratus fons est, et origo,*

---

(1) *Baumes*, Disc. apologét., p. 90.

(2) *Bacon*, Silv. silv. cent. expert., 324.

sed pro diversâ hujus constitutione, morbi ante dicti variæ indolis sunt, et diversas indicationes curativas suggerunt (1).

M. *Broussais* continue : « Voici comment ils s'y prennent. Ils observent tous les symptômes d'une constitution morbide, puis ils vous font une réduction par laquelle ils éliminent ceux qui ne se remontrent pas chez tous leurs malades, pour ne conserver que les traits communs dont ils forment un trait général, qu'ils donnent pour la description de l'épidémie. Quant aux symptômes qu'ils ont mis de côté, ils ne les oublient pas entièrement ; mais par le secours des *si*, des *mais*, des *quelquefois*, des *cependant*, etc., ils trouvent moyen de les colloquer en sous-ordre, et s'imaginent avoir beaucoup contribué aux progrès de l'art de guérir. »

Je l'ai dit une infinité de fois, d'après *Grégori* (dit le professeur *Fouquet*), et il faut le dire encore : l'*observation est analytique* comme l'*enseignement* est *synthétique*. Pour bien connaître une maladie et son type, il faut, non-seulement savoir en démêler et saisir les phénomènes diversement entrelacés, pour ainsi dire, les uns avec les autres, mais encore les prendre en quelque sorte un à un, ou les isoler

(1) *Morton*, Opera, p. 177.

par la voie de l'analyse, ensuite les rapprocher, combiner entr'eux les plus homogènes, en observer la marche, et en tirer les résultats. C'est cette méthode analytique suivie dans ses progressions, qui, comme le fil d'Ariadne, doit nous conduire dans le labyrinthe des maladies, nous guider dans la détermination des genres et des espèces, et nous fixer sur leur vraie nomenclature.

L'homme ordinaire ne voit jamais que les détails : son imagination resserrée ne lui présente qu'un symptôme l'un après l'autre ; souvent même il ne peut concevoir en entier le tableau d'une fièvre éphémère. Le véritable médecin, au contraire, saisit d'un coup-d'œil l'analyse de tous les signes, et compose rapidement l'idée de la maladie. Son génie le conduit encore plus loin ; les maladies ne sont pour lui que des symptômes ; il en compare les rapports, les réunit, et en forme un corps immense qu'il étudie alors dans son ensemble ; c'est sans doute dans un moment où le génie d'*Hippocrate* venait de saisir cette image, qu'il s'écria : *Morbis omnibus, modus unus est.*

Ah! M. *Broussais*, qu'il y a loin de ce grand *modus unus* à *votre petit point d'irritation*, à *votre localité*. Ah ! quelle distance immense entre la *grande pensée* de celui qui sera toujours le *grand maître* après la *nature*, et l'idée aussi rétrécie que paradoxale, à l'aide de laquelle, dans votre délire présomptueux, vous croyez pouvoir sapper des bases posées par d'antiques génies et consolidées par une vieille expérience.

L'art de lire avec fruit, dit le professeur *Hallé*, ne consiste ni à s'asservir aux idées et aux opinions de son auteur, ni à le censurer sévèrement en le jugeant par comparaison avec les progrès que la science a pu faire depuis : c'est ainsi que plus d'un nom justement célèbre a trouvé de nos jours d'injustes dépréciateurs parmi des gens qui ne savent être que panégyristes exclusifs, ou détracteur immodérés. Mais quand on veut s'instruire par la méditation des ouvrages anciens, il faut, dans les erreurs mêmes et dans les préjugés dont ils ont conservé l'empreinte, et au milieu des inexactitudes d'expressions dues à l'imperfection de la langue des sciences, démêler les bases positives autour des quelles les conjectures se sont rangées ; voir le fait dans l'interprétation du fait, pénétrer la vraie pensée à travers son enveloppe, et souvent même développer les aperçus, et rendre à l'auteur la justice de substituer à ce qu'il exprime ce qu'il eût dit s'il eût pu joindre aux connaissances acquises de son temps, celles des temps qui lui ont succédé. C'est ainsi qu'il faut lire les anciens. (1)

C'est ainsi que *Sydenham* doit être lu, et non en s'attachant à sa théorie, que lui-même reconnaissait être peu brillante, et qu'il abandonnait volontiers, vu qu'il ne la prenait pas pour guide de sa pratique. Aussi dit-il : Si le lecteur trouve que je me sois trompé en quelque chose par rapport à la théorie, je le prie de m'excuser. Mais pour ce qui est de la pratique, je n'ai rien dit que de vrai, ni rien proposé qui ne me soit parfaitement connu.

« Sans doute il serait inutile, dit M. *Broussais*, de relever toutes ces rêveries médicales, si l ur influence sur le sort des malades était aussi n lle que l'ont voulu faire croire ces hommes superficiels qui répètent partout que, quelle que soit la théorie des médecins, ils s'accordent toujours sur l'article du traitement. Mais cette assertion est d'une insigne fausseté ; elle fut dictée par l'amour-propre, qui suggéra d'abord aux ignorans cet artifice grossier dont le succès a passé leur attente. » Il me semble qu'il n'est pas aussi faux que le dit M. *Broussais*, que le sage médecin délaisse la théorie dans la pratique. Je

---

(1) *Hallé*, Réflexions sur le traité des Glandes, par *Bordeu*, p. 14.

l'ai déjà dit, ce n'était point d'après sa théorie que *Sydenham* se dirigeait. Cet estimable auteur regardait l'impression d'un air trop froid sur l'habitude de la peau, comme la cause la plus ordinaire des maladies sporadiques. Son opinion à cet égard devait même aller bien loin et sa persuasion être intime, puisque cet écrivain, si réservé dans toutes ses assertions, ne craint pas de s'énoncer à ce sujet avec un ton d'assurance qu'il prend rarement. Je pense, dit-il, que la seule inattention de se déshabiller trop tôt à l'entrée du printemps, et de s'exposer à la fraîcheur après un exercice un peu violent, détruit plus d'hommes que les trois fléaux réunis de la guerre, de la peste et de la famine. (*Existimo, plures modo jam designato quam peste, gladio fame simul omnibus perire.*) Comme le fait remarquer *Voullonne*, il ne paraît pourtant pas que *Sydenham* ait tiré de là aucune indication curative directe. Cette considération, en effet, devait naturellement le conduire à adopter la méthode échauffante et diaphorétique, d'ailleurs si généralement reçue de son temps. Cependant, bien loin de là, il est devenu le père de la méthode rafraîchissante.(1)

Il ne faut pas s'étonner du langage présomp-

---

(1) *Voullone*, Mém. sur la méd. agis. et expert.

tueux et insolent du *Thessalus* moderne. (1) Lorsqu'il parle, il me semble qu'il dérobe à *Paracelse* ses prétentions orgueilleuses, et je crois entendre ce fougueux alchimiste s'écrier: C'est à vous à vous ranger derrière moi, *Avicenne*, *Galien, Rhazez, Mesué, Montaguana;* derrière moi, docteurs de Paris de Montpellier, de Souabe, de Cologne, de Misnie, de Vienne. Vous, îles de la mer; toi, Italie; toi, Athènes; toi, Grec; toi, Arabe; toi, Israélite; derrière moi; la monarchie est à moi. Car M. *Broussais* nous dit positivement: Vous êtes tous des *assassins;* la monarchie est à moi.

D'après le passage cité de M. *Broussais*, on pourrait croire que cet auteur est ennemi de la théorie sur l'art, et qu'il rejette son influence comme pernicieuse. Il est vrai que cet auteur en agit ainsi envers toutes les théories qui lui paraissent fausses (la sienne faisant exception). Mais pour cela il ne rejette pas la théorie; en effet, il nous dit: « Chaque secte a sa pratique particulière, et les résultats de moyens opposés ne sauraient jamais être les mêmes. La bonne méthode est nécessairement une (et c'est sans

(1) *Eadem æctos Neronis principatu ad Thessalum transilivit delentem cuncta majorum placita, rabie quadam in omnis œvi medicos perorantem. C. Plinii, hist. natural., lib. XXIX, edente millere Berolini, tom. III, p.* 97.

doute celle qu'enseigne M. *Broussais*), et si ceux qui choisissent la mauvaise ne sacrifient pas tous leurs malades, c'est que la nature est souvent plus puissante que la maladie et le médecin conjurés; mais un traitement inapproprié a toujours l'inconvénient de prolonger les souffrances du malheureux patient. Pour déterminer la méthode qui doit être suivie dans l'état de la pathologie, il faut remonter aux lois connues qui président à la conservation des animaux à sang chaud, et surtout de l'homme, qui nous intéresse ici plus que tout autre. »

Puisque nous sommes amenés à parler de théorie, je me dispense, d'après ma manière de voir, de parler de la vôtre, M. *Broussais.* Je m'explique sur ce sujet. Je n'ai point eu l'intention d'attaquer la théorie de M. *Broussais*, pas plus que celle d'aucun autre. Je prie donc cet auteur de croire que si j'ai parlé de lui dans cet écrit, je ne suis point pour cela *un de ces instrumens de cotterie*, non plus que dirigé par des motifs vils qui répugneraient à mes principes. Je suis aussi inconnu à M. *Broussais* qu'au reste du monde, et qu'il me l'est lui-même, à ses écrits près.

Habitant depuis huit années les hôpitaux, je passe mon temps à l'étude de la nature, au lit des malades, et à la lecture des bons livres, que j'aime beaucoup. Ma jeunesse et la faiblesse de mes connaissances, font que je ne suis d'aucune société scientifique. Au milieu des malheureux troubles civils, je me suis dit : Je ne veux être que citoyen français, ne reconnaître d'étendard, quelle que soit sa couleur, que celui de la liberté ; n'avoir pour guide que l'indépendance, la gloire et le bonheur de ma patrie. *Salus populi suprema lex esto.* De même dans la science je ne veux être que médecin, ne porter aucune livrée, et pouvoir dire avec *Klein : Liberam profiteor medicinam, nec ab antiquis sum, nec à novis ; utrosque ubi veritatem colunt, sequor ; magni facio sæpius repetitam experientiam* (1).

Mon intention n'est pas d'opposer une théorie à celle de M. *Broussais*, car cela serait peine inutile, et même au-dessus de mes moyens; d'ailleurs, je compare celle de cet auteur à une bulle d'eau de savon : les rayons lumineux lui prêtent un beau coloris momentané ; elle plaît à l'enfance qui s'agite autour et la suit; pouvant s'élever à une certaine hauteur, à la seule rencontre d'un corps solide elle n'est déjà plus. De même agissent sur quelques jeunes esprits, dans leur nouveauté, les paradoxes de M. *Broussais;* mais tel aussi sera leur sort devant les dogmes de l'art, ces bases an-

---

(1) *Klein, prefat. lib. interp. clin.*

tiques contre lesquelles sont déjà venues et viendront encore tant de fois, dans la suite des temps, s'anéantir les prétentions bouffies de l'orgueil et de l'ambition.

Il me reste à examiner la théorie en général et son influence sur la pratique médicale (c'est *Sims* qui parle) ; car il ne suffit pas de réfuter chaque hypothèse séparément, pour opérer une réforme. La théorie est une hydre; vous lui coupez une tête, il en renaît sur-le-champ une autre. Et d'abord nous voyons qu'elle s'est efforcée dans tous les temps d'ébranler la solidité de la médecine. Les théoriciens se sont sans cesse nié réciproquement les faits. Mais ayant contracté l'habitude de douter réciproquement de ce qu'ils avancent, il leur arrive souvent d'étendre leurs doutes jusqu'aux assertions garanties par les auteurs les plus dignes de foi.... Prenons garde, si chacun doute de l'exactitude et de la véracité d'un autre, quel garant pourra-t-il donner à son tour de la sienne?

Nous devrions sans doute renoncer à la manie des hypothèses, en voyant que tous les ouvrages de théories, ceux même qui ont été composés par des hommes du plus grand mérite, manquent toujours leur but, ne sont estimés que pendant une courte période, et tombent bientôt dans l'oubli avec l'opinion qui leur avait donné naissance ; tandis que les ouvrages d'*Hippocrate*, de *Sydenham* et d'un petit nombre d'autres auteurs, ont acquis encore plus de célébrité que d'années. Oui, les médecins qui ont écrit sur la médecine ne sont estimés dans les siècles qui succèdent au leur, qu'à proportion des vérités empyriques que leurs ouvrages renferment. Remarquez encore que les meilleurs praticiens sont en général de minces théoriciens, qu'il n'y a point d'écolier en médecine qui ne rougît des théories proposées par les auteurs cités plus haut, et qui ne le dispute en ce genre aux médecins les plus consommés dans la pratique. En faut-il davantage pour prouver sa frivolité ?

On ne saurait comprendre combien un système rend le jeune médecin hardi et confiant, au détriment de la vie des hommes. Il n'a pas plutôt quitté les bancs de l'école, que, convaincu de l'infaillibilité de la théorie, il vous prescrit les ordonnances d'un ton aussi assuré que s'il avait pénétré les secrets de la nature, s'il connaissait les causes cachées, et s'il pouvait guérir toutes les maladies. Est-il malheureux dans sa pratique, ce qui arrive le plus souvent, ce n'est pas elle qu'il accuse de ses mauvais succès ; mais il *les rejette sur quelque faute légère que le malade aura commise dans le régime.*

On a dit que l'expérience nous induisait souvent en erreur, à moins que nous ne la soumettions au creuset de la théorie, qui seule peut guider notre croyance parmi cette foule de faits contradictoires dont les ouvrages de médecine sont pleins. Je conviens qu'on a raison, si on prend un empyrique pour un homme sans jugement, comme certains se sont plu à le dépeindre. Mais on peut avancer, au contraire, que le vrai empyrique est le moins crédule de tous les hommes; sa tête n'est pas un magasin, où il dépose indifféremment toutes sortes d'opinions, et il n'a jamais appris du théoricien à jurer sur la parole du maître. Quand il rencontre deux faits contradictoires, il fait usage du raisonnement pour démêler le vrai d'avec le faux; et que le théoricien ne s'imagine pas que dans ce cas l'empyrique empiète sur ses droits: non, celui-ci n'a pas recours, pour se décider, aux altérations occultes des solides ou des fluides, à des miasmes morbifiques, à un virus actif, au spasme, à l'obstruction, en un mot, à aucune prétendue cause interne, mais aux faits attestés par les premiers écrivains, à ceux que l'expérience lui a fournis; il les compare aux faits qui sont l'objet actuel de la discussion, et se met par-là en état d'assigner le degré de croyance qu'il doit accorder à ces derniers.

La question élevée entre la théorie et l'empyrisme ne consiste pas à savoir si nous savons raisonner en médecine, mais si nous devons, avec les théoriciens, tirer les conclusions des causes cachées, ou nous borner aux faits et à l'expérience avec les empyriques? Si nous ne devons admettre les faits, en médecine, qu'avec la plus grande circonspection, pourrons-nous en discerner la vérité ou la fausseté, par le moyen de la théorie? Ne serait-ce pas juger des faits par une règle plus incertaine que les faits eux-mêmes? En avançant que la théorie est incertaine, je ne crois pas être démenti par ceux qui ont lu cette immensité d'ouvrages qu'elle a enfantés. Il n'y en a pas deux qui s'accordent, où les disciplines d'une secte ne fassent une guerre ouverte aux autres. L'expérience, il est vrai, peut paraître pour un temps nous tromper dans quelques cas, mais le temps même la justifie car si les effets continuent à être les mêmes, c'est une preuve que les premiers n'étaient pas une illusion. D'ailleurs l'empyrisme nous a transmis fort peu de faits contradictoires.

On reproche communément aux empyriques de ne pas descendre dans tous les détails de pratique, ou, ce qui revient au même, de n'avoir pas l'expérience: ainsi leur refusant cette expérience, dont ils tirent leur savoir, on n'a pas de peine à prouver leur incapacité dans notre art. Mais si par ce mot *empyrisme*, il faut entendre l'*expérience*, comme le prouvent les définitions qu'on en donne, cette expérience ne peut pas être partielle, c'est-à-dire, ne s'étendre qu'à certains objets, quoique quelques-uns aient dit le contraire ; elle ne peut pas non plus être restreinte par des conclusions générales. Celles-ci appartiennent de droit à la théorie ; elles sont les marques de sa vaine prétention à la connaissance des bornes de la nature. Le vrai empyrique est si loin de ne considérer dans une maladie que les symptômes principaux, que réellement il ne suppose jamais l'existence d'un symptômprincipal : au lieu que c'est là le défaut de tous les systèmes ; on a eu l'adresse de les rejeter sur l'empyrisme. J'avoue qu'il faut être bien habile pour prouver aux gens qu'ils font ce qu'ils ne font pas.

Je sais qu'on a, de nos jours, confondu à dessein l'empyrisme avec la charlatanerie, et cette supercherie est bien digne de la cause qui l'a fait employer. Pour juger du mérite de l'empyrisme et de la théorie, voyons lequel des deux exige le plus de talens D'un côté, l'empyrique, privé du fil secourable des systèmes et des principes généraux, qu'il est d'ailleurs si facile de saisir, convaincu qu'ils sont sujets à des exceptions sans nombre, dont la connaissance peut seule constituer le bon médecin ; l'empyrique, dis-je, est obligé d'examiner tous les faits rapportés par les écrivains en médecine depuis la naissance de cet art. Quelle étude immense! quel vaste champ ouvert à son jugement, pour démêler le vrai d'avec le faux, et découvrir comment un fait a été altéré par les préjugés de l'auteur qui le décrit! De l'autre côté, le théoricien ne se conduisant qu'à l'aide des symptômes généraux et des causes générales, ce qui n'est qu'une façon spécieuse de traiter les maladies par leur nom, n'affiche-t-il pas une pompeuse charlatanerie? Prenons pour exemple la fièvre, qui a plus occupé l'esprit des théoriciens que les autres maladies. L'empyrique appelé auprès du malade, considère que toutes les méthodes de traitement connues jusqu'à lui, ont réussi dans certains cas, et échoué dans d'autres, dont les circonstances étaient différentes. Il n'examine donc avec soins que les symptômes de la fièvre qu'il a à traiter. Il s'informe comment elle s'est déclarée, quelle en est la cause connue, quel régime de vie suivait le malade quand il se portait bien, quel est son âge, son tempérament, s'il a été sujet par le passé à la même maladie ou à d'autres semblables, par quel moyen il en a guéri, depuis combien de temps sa fièvre dure, quels remèdes il a déjà employés; il compare toutes ces choses avec la saison de l'année où cette maladie est survenue; avec les fièvres et les autres maladies qui règnent, avec ce qu'il a lu, ce que la pratique lui a appris sur ces sortes de fièvres. Il forme son plan de traitement, non d'après des raisonnemens incertains, mais d'après l'expérience de tous les âges. Le théoricien, au contraire, persuadé que dans toutes les fièvres, l'indication est ou d'éloigner le spasme et de calmer l'irritation, ou de prévenir son retour, de corriger l'excès de la bile ou de l'acide; de dégager les vaisseaux capillaires obstrués; ou peut-être enfin d'expulser de la masse du sang des miasmes contagieux, âcres, putrides ou salins; quel que soit son système, le théoricien, dis-je, ne croit avoir besoin que de s'assurer si la maladie est une fièvre; à peine daigne-t-il faire quelques légères perquisitions, plutôt dans la vue de contenter les assistans, et tout de suite il a recours aux antispasmodiques, aux évacuans, aux désobstruans ou aux sudorifiques. Quoi! la santé et la vie des hommes seront-elles toujours sacrifiées à un jargon que n'entendent pas même ceux qui l'employent? Serons-nous sans cesse le jouet de la charlatanerie revêtue du manteau de la science, avec l'appareil de l'étude la plus profonde?

Je me représente la théorie et l'empyrisme, tâchant, chacun de leur côté, d'obtenir notre suffrage, mais par des moyens différens: la première est parée de tous les clinquans de l'imagination; elle varie ses charmes au goût de ceux qui la regardent; elle nous promet la folle admiration de tous les jeunes étourdis, nous offre une réputation prompte et facile, et un appui pour les erreurs de notre jugement ou les extravagances de notre imagination ; elle renonce à ses premiers amans, afin de nous attirer dans ses chaînes. Voyez en même temps son bras teint du sang des milliers de victimes qu'elle sacrifie à l'opinion du jour; prête à en changer le lendemain. A ses côtés marche l'orgueil qui l'enfanta, les caprices forment sa suite ; ils sont aussi nombreux que les épis d'une riche moisson, et aussi variés que les fleurs dont une vaste prairie est émaillée. L'amour-propre les protège tous contre les attaques de la vérité ; il est armé de la pointe du ridicule, dont il perce ceux qui voudraient s'opposer à leur essor.

L'Empyrisme, au contraire, a la démarche et la contenance modestes; à peine ose-t-il s'offrir à nos regards, encore moins à notre admiration. Il ne cherche pas à nous gagner par des caresses; il ne nous promet ni les richesses ni la réputation. Il déploie à nos yeux les archives de l'art que nous devons étudier avec une application infatigable, si nous voulons lui plaire : il nous prescrit de cueillir, comme l'abeille industrieuse, les sucs du la vérité, parmi les poisons répandus dans les ouvrages des théoriciens. Il ne nous offre d'autre asile qu'une bonne conscience contre les calomnies et le mépris d'un monde séduit par sa rivale. Il nous propose une vie remplie de soins, de peines et d'aplications sans récompense et sans gloire ; heureux même si le temps et la vérité nous obtiennent un jour la justice qu'auront méritée nos travaux. C'est à nous maintenant de choisir ; puissions-nous avoir le courage de mépriser les attraits séduisans de la théorie, pour nous attacher à l'empyrisme, convaincus que c'est le seul moyen de remplir les devoirs du médecin utile et de l'honnête homme ! (1)

Le tableau de la théorie et de l'empyrisme que je viens d'emprunter à *Sims* donne la raison pour laquelle la théorie entraîne si facilement les jeunes gens. Elle est toute à l'avantage de leur orgueil ; sans beaucoup de peine, en adoptant la théorie ou le système moderne, ils se croyent de bonne foi supérieurs à tous les autres médecins, et se regardent comme consommés pour avoir attrapé quelques idées hypothétiques qui servent de bridon à ces orgueilleux ignorans. On vient de voir dans quel sens devait se prendre le mot empyrisme ; une des conditions qu'il impose à celui qui l'adopte est l'érudition, et on est

(1) *Sims*, Discours sur la meilleure méthode de poursuivre les recherches en médecine.

forcé de convenir avec *Barthez*, que dans une science de fait, comme la médecine, l'érudition solide ne saurait être trop étendue. Le mépris de l'érudition est une affectation ridicule que la paresse et la vanité ont rendue commune en France, surtout dans les derniers temps, où l'on a cru pouvoir autoriser ce mépris, en le couvrant du vain prétexte de la liberté de philosopher (1).

Mais comme M. *Broussais*, ainsi que tous ceux qui veulent faire secte, méprisent tout ce qui a été fait avant eux, ils dispensent d'érudition leurs prosélytes, ce qui, en flattant la paresse des étudians, en entraîne un bon nombre. Cependant quoi de plus nuisible dans une science telle que la médecine? Mais laissons *Zimmermann* plaider la cause de l'érudition.

L'érudition du médecin n'est qu'une érudition particulière, c'est la connaissance de ce que les autres médecins ont observé et expérimenté, touchant l'art de préserver le corps humain des maladies auxquelles il est exposé, de connaître ces maladies, de les guérir, ou au moins de les rendre plus supportables; mais le corps humain étant nécessairement lié à toutes les parties de la nature, on voit que

(1) *Barthez*, Disc. sur l'Inaug. du buste d'*Hipp.*, p. 11.

l'érudition du médecin doit être beaucoup plus étendue qu'on ne l'aurait pensé d'abord.

La vraie érudition mérite seule le nom de science : elle est plutôt une habileté de l'esprit qu'un ouvrage de mémoire ; car une mémoire même médiocre, suffit dès qu'on y réunit en même temps de l'esprit et un travail opiniâtre. La vraie érudition est un bien propre au seul philosophe, et l'expérience la suppose toujours. Avant de pouvoir observer chaque chose individuelle dans la nature, il faut en connaître le caractère particulier, tant par l'histoire de la nature même que par l'observation et l'examen des phénomènes. Le plus grand génie même n'apprendrait, qu'après bien du temps, à discerner de lui-même les maladies, si les écrits des habiles médecins qui l'ont précédé ne lui avaient tracé les premiers traits de cette connaissance. Il est donc avantageux que l'érudition lui tienne lieu d'expérience en bien des occasions.

Le génie est même quelquefois nuisible sans l'érudition, parce que l'esprit livré à lui-même n'emploie pas toujours ses forces avec justesse, et qu'il ne s'occupe que de hasard dans l'immensité des choses qui se présentent à lui, tant qu'il n'est pas déterminé par quelque objet capable de le fixer. Il faut nécessairement connaître quelque chose de certain, avant de se porter vers des objets inconnus. C'est l'expérience des autres qui doit nous instruire ; leurs pensées nous éclairer, et, pour ainsi dire, leurs ailes nous porter, avant que nous puissions être inventeurs.

Freind disait à *Méad*, dans une de ses lettres: Ces prétendus praticiens, qui s'imaginent suivre la nature dans tous les cas même où il méconnaissent ses opérations, m'ont souvent échauffé la bile; quelquefois aussi ils m'ont apprêté à rire. Si ces gens seuls suivent la nature et l'ont bien étudiée, qu'ont donc fait ces grands restaurateurs de la médecine parmi les Grecs et les Arabes ? leurs veilles, leurs travaux, leurs ouvrages, ne méritent donc que nos mépris ? En vérité, ceux qui pensent ainsi, et s'en font tant accroire de leur pénétration, n'ont donc réellement jamais connu ni la nature, ni ses opérations, ni ses indications, ni les moyens et les méthodes de la secourir dans le besoin. Apprends donc, *Méad*, à ne point imiter et même à mépriser le vain babil de ces suffisans, et marche toujours hardiment dans le sentier de l'honneur et de la gloire. Quelque ressource que tu puisses avoir dans ton grand génie, ne rougis pas de la moisson abondante que tu as recueillie dans les écrits de nos maîtres.

Hippocrate, comme vrai descendant d'*Esculape*, faisait un grand cas de l'observation ; mais il disait aussi que le médecin devait savoir ce que l'on avait su avant lui, à moins qu'il ne voulût se tromper et tromper ensuite les autres. ce fut donc l'érudition qui forma la médecine en Grèce; aussi cet art resta toujours imparfait dans les provinces où les écrits des Grecs ne furent pas connus.

Un médecin qui voudrait apprendre par sa propre expérience ce que l'érudition lui peut apprendre en peu d'années, devrait donc aussi soutenir les travaux de tous les siècles précédens. Il lui faudrait d'ailleurs, avec le génie le plus grand, une vie de plusieurs siècles. La lecture, au contraire, nous fait jouir en peu de temps des découvertes de toutes les époques. Un seul instant suffit pour nous instruire d'un grand nombre de vérités, qui ont coûté des années entières de soins et de travaux. Avec le plus beau génie, un médecin sans lecture devrait, malgré lui, commettre les fautes des premiers observateurs, avant de parvenir aux moindres vérités que la lecture lui fournit. Être averti d'une erreur, c'est avoir déjà fait le premier pas vers quelque connaissance; et trouver dans le même avertissement les moyens de l'éviter, c'est avoir acquis une vraie connaissance : or, tel est l'avantage que nous procure la lecture sur mille objets différens; n'apprendrait-on même par la lecture qu'à éviter, on parvient bientôt, avec quelque génie, à un véritable savoir; car il est facile de saisir la vérité quand on connaît déjà ce qui peut la masquer, ou ce qui n'en a que l'apparence. Une vérité nous conduit bientôt à une autre.

Il est vrai que *Sydenham* n'a employé qu'à l'observation le temps que d'autres consacrent à la lecture. Les praticiens empyriques (ce mot étant pris dans un sens différent de celui que nous adoptons), le citeront peut-être en leur faveur; mais je leur répondrai qu'ils auront droit de s'autoriser de son exemple, quand ils auront son application infatigable, son extrême pénétration dans toutes les recherches, et son génie adroit à généraliser des observations individuelles pour en former les principes vrais et solides que cet *Hippocrate* anglais s'était établis dans sa pratique. D'ailleurs la médecine était un cahos si obscur du temps de *Sydenham*, l'amour des hypothèses avait si fort prévalu, que les médecins ne suivaient plus de règles que les idées qui les avaient tous éloignés de la nature; et ce fut *Sydenham* qui les y ramena.

Sydenham lui-même n'a-t-il pas été contraint de laisser périr plusieurs malades, faute d'avoir lu et d'avoir puisé dans les autres médecins des connaissances qu'il n'a acquises que par des soins extrêmes et des travaux infinis? Un médecin qui n'a pas lu doit donc toujours être dans la crainte et dans l'incertitude. Le petit nombre de malades qu'un seul homme a lieu d'observer, ne fournit que très peu de lumières; et c'est toujours dans un lieu très-étroit qu'il observe. On voit donc que ce n'est que par les livres qu'on peut s'instruire de ces maladies, si l'on veut sauver un malade (atteint de quelques maladies rares), et que le médecin le plus occupé, est un médecin dangereux, s'il ne lit pas. Toutes les maladies ne sont même pas connues de nom; le nombre en est si grand, que le médecin le plus occupé ne peut se flatter de les connaître toutes. Quelquefois il paraît dans un pays des maladies très-bien décrites, et qui ne sont pas connues des praticiens de ce pays-là. Elles emportent quantité d'habitans; on a recours aux vieux praticiens, et c'est souvent un jeune médecin seul qui la connaît par ses lectures, et sauve une province entière par une seule observation. Ce n'est pas dans un temps et sous un vent favorables que l'ignorance d'un pilote se fait appercevoir. Le vrai médecin n'est guère non plus connu dans des maladies extraordinaires. Le praticien qui suit son train ordinaire, semble toujours l'emporter sur l'homme savant, tant qu'il ne doit pas sortir de son cercle; mais arrive-t-il quelque maladie singulière, le masque tombe, et l'homme du peuple est bientôt confondu avec lui. Enfin les avantages de l'érudition sont si considérables, que tout médecin qui peut devenir érudit, le doit nécessairement; ou s'il n'en a pas la capacité, il doit renoncer à la pratique d'un art pour lequel la nature ne l'a pas destiné (1).

Il est temps enfin de terminer cet écrit, entrepris par amour de la vérité. A mon âge la prudence me dit : Garde le silence. Mais si, par les circonstances, je suis obligé d'exposer quelques-unes de mes opinions ou manières de voir, garderai-je, être pusillanime, un profond silence sur les tentatives présomptueuses d'ambitieux sectaires? Pénétré de la sagesse et de la vérité des grands préceptes des anciens pères de l'art, pourquoi trembler d'engager la lutte contre l'erreur? Je suis fort de l'expérience de plus de trente siècles. Il devrait suffire, pour le triomphe des grands principes que j'oppose au coryphée du jour, d'avoir prouvé qu'il bâtit sans fondemens, puisque dans son aveuglement il rêve que tous ceux qui l'ont précédé étaient dans les ténèbres de l'ignorance, et qu'à lui seul était réservé d'apporter le *flambeau* de la vérité, de jeter les immuables fondemens de la science médicale, et de rétablir le temple d'*Epidaure!* Qu'ai-

(1) *Zimmermann*, Traité de l'Expérience, tom. I, p.

je trouvé dans cet in-8°. où M. *Broussais* a déposé ses grandes idées sur la reconstruction de ce monument? De l'orgueil, de l'insolence, le mépris de l'expérience des autres; ignorance affectée de la marche de la nature, de ses lois et de sa puissance; présomption exclusive en faveur de ses lumières; le rejet de la doctrine des crises tournée en dérision, ainsi que l'influence des constitutions médicales; le plus profond mépris pour tous les médecins, tant anciens que modernes. Disons avec M. *Baumes*, que l'étude des écrits de *Sydenham* est plus attrayante. Cet auteur a connu la nature, il a étudié ses lois, il en a apprécié les ressources; et toutes ces méditations ont eu pour objet de l'aider, de la soutenir ou de la diriger; il a raisonné d'après les principes qu'il s'était faits, et qui émanaient de sa manière de considérer l'économie vivante dans ses divers degrés d'aberration; mais il a agi conformément aux vues qu'il avait sur les déterminations ou directions des forces médicatrices; enfin il a été un observateur patient, fidèle, infatigable, et il a mérité de servir de guide à tous ceux qui cultivent la médecine, qui, comme lui, honorent la plus belle des professions par leur savoir, et s'attachent à transmettre à la postérité un nom que relève l'éclat de quelques vertus.

On le voit par le peu que j'ai cité de l'ouvrage

de M. *Broussais*, ce n'est point le corps de l'édifice que j'ai attaqué; il m'a suffi d'en sonder les fondemens (1); et malgré les déclamations de l'architecte, elles m'ont paru chétives et rétrécies ces prétendues bases sur lesquelles un orgueil gigantesque veut élever le temple d'*Esculape*. Oh ! pour moi je ne me fierai pas trop à la véracité des oracles du dieu de la bicoque que veut élever M. *Broussais ;* car je craindrais que le fondateur n'influât sur les décisions de la divinité.

M. *Broussais*, que nous savons être le rival des hautes prétentions de *Paracelse*, l'est aussi de celles d'*Helmont* ; cet auteur a dit : *Nemo hactenus febres ex essentiâ novit, nemo illarum sanationem ex arte instituit* (2) ; et M. *Broussais*, se bouffissant, déclame cette sentence. C'est ainsi que cet auteur, tout en nous débitant des idées qui ne lui appartiennent pas, (3) avance des faussetés. Par exemple, il prétend que dans les fièvres on néglige *l'étude de l'état des viscères ;* cependant, en parlant du diagnostic, un auteur moderne dit : Il faut faire une analyse exacte de

---

(1) *Nam omnium magnarum artium, sicut arborum, altitudo, nos delectat ; radices, stirpesque non item ; sed esse illa sine his non potest. Cic. orat., lib.* XLIII, *p.* 147.

(2) *Helmont, Opera præf. ad lector.*

(3) *Voy. Jacquet*, Examen d'une nouvelle doctrine médicale sur les fièvres. Paris, 1817.

tous les symptômes, passer en revue les différentes régions du corps, et examiner l'état des fonctions en suivant, pour plus d'exactitude, le tableau si bien fait de séméiotique générale, par le professeur *Chaussier*. Le même auteur ajoute : Mais quelle que soit la théorie que l'on adopte, il faut nécessairement avoir égard au siége de la maladie, etc. ; car si elle affecte plutôt tel système d'organes que tel autre, les indications à remplir varieront en conséquence (1).

M. *Broussais* semble vouloir faire entendre qu'il est le premier à appliquer la physiologie à la pathologie, et cependant toujours le même écrivain nous dit : « Il faut qu'un jeune médecin soit surtout bien convaincu que ce n'est que par la physiologie ou connaissance des fonctions de l'homme en santé, qu'il peut arriver, sans effort, à connaître la pathologie ou physiologie de l'homme malade. »

Il faut encore prouver à M. *Broussais*, que les médecins savent fort bien que ce que l'on nomme fièvres essentielles entraîne la lésion des organes, et que cette lésion est prise en considération, mais n'est pas toujours mise en première ligne, comme M. *Broussais*, d'après d'autres, le voudrait.

---

(1) *Thouvenel*, Traité analyt. des fièvres, p. 30 et 90.

C'est une chose connue, dit le *Roy,* que les fièvres aiguës, qu'on nomme essentielles, ne deviennent mortelles qu'autant qu'il survient dans leur cours une affection grave et irremédiable de quelque partie intérieure. Tantôt leur influence mortelle est déterminée sur le cerveau ou sur les meninges, tantôt sur le poumon ou sur la plèvre; quelquefois sur un ou sur plusieurs viscères du bas-ventre. Le même écrivain dit encore: Les ouvertures des sujets qui ont succombé à des fièvres aiguës, soit essentielles, soit symptômatiques, soit inflammatoires ou malignes, démontrent qu'il est bien rare qu'un homme succombe à une fièvre aiguë, sans que l'ouverture du cadavre ne fasse voir la funeste impression que la maladie avait portée sur telle ou telle partie intérieure où elle avait produit soit un engorgement, soit une inflammation, ou un abcès, ou la grangrène, ou des pustules purulentes; enfin, quelquefois un épanchement dans l'une des trois cavités.

Enfin le même auteur ajoute: Nos livres sont pleins d'observations qui établissent la vérité de cette doctrine, qui d'ailleurs est adoptée par tous les médecins qui portent quelque attention dans l'exercice de leur art. De là leur usage de diriger à chaque visite leurs interrogations, leur examen, de manière à se bien éclaircir sur l'état de souffrance ou d'intégrité des viscères. De là ces expressions si familières en consultant pour des malades attaqués de fièvres aiguës : *Les viscères les cavités sont libres, ou au contraire la maladie menace de porter, ou elle porte à la tête, à la poitrine, au ventre: elle affecte tel ou tel viscère* (1).

M. *Touvenel* nous avertit qu'il convient fort souvent de rechercher avec soin, d'après les lois de la saine physiologie, si les symptômes tiennent à un *état particulier de l'organe* où ils semontrent, ou à un *effet sympatique d'organes éloignés*. Ces recherches sont importantes sous le double rapport du prognostic et du traitement.Et ilajoute: l'Apparition d'un symptôme interne n'exige pas toujours une médication autre que celle adoptée pour la maladie générale: donc, lorsque nous parlons d'une médication particulière ou traitement symptômatique, nous sous-entendons qu'on ne négligera pas aveuglément la considération du plus grand nombre des autres phénomènes du la maladie, pour ne s'occuper exclusivement que d'un ou de deux: à moins cependant que leur gravité ou les circonstances qui les font apparaître, ne constituent à eux seuls tout le danger de la

---

(1) *Leroy*, Du Pronostic dans les maladies aiguës, p. 3 et 5.

maladie, n'en fassent la partie la plus essentielle, et ne requièrent enfin, d'une manière exclusive, la *médecine symptômatique* (1).

Si M. *Broussais* s'en fût tenu à accéder à ces principes, et qu'il eût cherché à les développer, nous lui eussions seulement dit avec *Baillou : quicquid agimus, scribimus, excogitamus; id non est novum, sed veterum inventis addimus tantum atque amplificamus* (2).

Mais, au contraire, il était plus simple, pour faire du bruit, de faire reparaître la médecine symptômatique; de se faire passer pour chef de secte, en soutenant des paradoxes qui ne m'empêcheront pas de dire avec *Duret*, et malgré tous les sectaires : *Fremant licet omnes, dicam quid sentio; majorem scientiæ et praxeos ubertatem comparari studioso Hippocratis uno die, quam ab istis pragmaticis uno sæculo.* (Duret, *in Coac*).

---

(1) *Thouvenel*, Oavrage cité, p. 341 et 342.

(2) *Ballonius*, Opera, tome II, p. 10.

En écrivant cette brochure, mes intentions sont loyales. Ce n'est pas contre M. *Broussais* personnellement que je dirige mes attaques, mais contre ses idées subversives ou son zèle trop ardent. Quand j'ose le combattre, en rappelant des préceptes qui me paraissent sages, ce n'est pas que je veuille m'égaler à lui, car je sais trop combien je suis loin de cet habile médecin; mais je sais trop bien aussi l'influence pernicieuse que peuvent avoir des idées vraies jusqu'à un certain point, mais qui, embrassées avec trop d'ardeur, constituent l'esprit de parti et forment les sectes qui deviennent exclusives, et ne permettent pas au médecin de conserver ce doute philosophique si utile dans un art tel que le nôtre. *Hippocrate* même n'a-t-il pas dit : *Experientia fallax?*

Il se peut faire, au reste, que M. *Broussais* ait raison; mais suis-je forcé de m'en rapporter sur-le-champ à sa parole, lorsqu'elle contredit l'expérience de tant de siècles et qu'elle est opposée à l'opinion de praticiens modernes respectables, mais qu'il a si peu respectés. Je n'ignore pas qu'on me saura mauvais gré de ma démarche ; mais comme je ne cherche l'approbation que du très-petit nombre, c'est-à-dire des gens impartiaux et sans passions, j'ai cru devoir prendre la défense de ce qui, jusqu'à ce jour, a paru des vérités, et j'espère que ce motif me la méritera, ce qui me consolera des bourdonnemens et des criailleries des jeunes adeptes qui croient si facilement sur la *parole d'un seul*, tandis qu'aujourd'hui les préjugés s'éclaircissent et que l'on commence à en rougir; que l'esprit de discussion est introduit; qu'on s'habitue à exiger des faits là où on se contentait de conjectures; qu'on rejette toute théorie dénuée d'expérience; qu'on aime à se rendre compte de tout, et qu'enfin *on ne croit plus sur parole*. Je rappellerai ici ce que *Antoine Petit* disait de cette sorte d'hommes : « L'espèce des hommes inconséquens et su» perficiels, pour qui il est plus aisé de croire » *sur parole* que d'approfondir les raisons et » les motifs de croyance, n'est pas éteinte : elle » a, de tout temps, constitué la majeure partie » du genre humain, et les hommes de cette es» pèce ont toujours été les plus tranchans et » les plus opiniâtres. » (Il est constant que les prosélytes de M. *Broussais*, qui se sont montrés les plus chauds partisans de ses idées, sont des étudians très-médiodres qui crient contre ce qu'ils ne connaissent pas, et blasphêment contre les antiques maîtres de l'art, dont ils savent à peine les noms, et qui, deux jours après leur initiation, se regardent comme des médecins consommés et méprisent hautement les praticiens les plus respectables de nos jours. Quand ma brochure n'aurait pour but que de faire voir l'absurdité d'une prévention aussi sotte, je la croirais utile.) *Petit* continue : « Si la raison présidait à leurs jugemens, ils » sentiraient que, personne ne cherchant à se » tromper volontairement, lorsque dans une » matière susceptible de discussion les avis se » partagent lorsqu'il se trouve des personnes » qui en embrassent de contraires à leur sen- » timent, cela se fait parce que tous les hommes » ne voyant pas les objets de la même manière, » les argumens, qui les touchent peu, font im- » pression sur l'esprit des autres, et qu'en » tout cela il n'y a rien qui ne soit dans l'ordre » de la nature et même dans celui de la bonne » foi. » (J'ai peut-être moi-même parlé avec chaleur dans ma défense des anciens principes et des anciens maîtres; c'est que mon cœur reconnaissant s'indigne de l'ingratitude ; et n'en est-ce pas une que le ton de M. *Broussais* à l'égard de ceux qui ont défriché avant nous le champ de la science ? De plus, le desir de former secte, a peut-être entraîné cet auteur au-delà des sages limites ; alors les vapeurs enivrantes de l'orgueil lui auront fait rêver qu'il était appelé pour être le réformateur de l'art, et fouler aux pieds les travaux de ses devanciers. Outrant quelques faits connus et vrais, et que peut-être on négligeait trop, il n'a plus, en les rappelant, gardé de bornes, et cependant, j'aime à le croire d'un compatriote breton, il a probablement agi de bonne foi) « Par » conséquent, ajoute *Petit*, cette diversité » d'opinions ne donne pas plus de droits à » l'un qu'à l'autre de maltraiter, de mépriser, » de haïr son antagoniste, et qu'enfin on peut » conserver les sentimens d'amitié et d'estime » réciproques, observer entre soi les règles » de la bienséance, et garder néanmoins, cha- » cun en son particulier, les idées qu'on a sur » les matières problématiques. C'est ainsi que » pensent et agissent ceux qui, pour former » leurs opinions, balancent et pesent les rai- » sons; ceux qui ne consultent que l'autorité » s'irritent de ce que les autres ne se soumet- » tent pas au pouvoir qui les a subjugués : être » d'un sentiment contraire au leur, résister à » leurs décisions, c'est leur reprocher tacite- » ment leur faiblesse et leur manque de discer- » nement, c'est, à leurs yeux, une offense; » de là, la mauvaise humeur à laquelle ils s'a- » bandonnent; de là, les faux raisonnemens » qu'ils accumulent; de là, l'injustice et la » malhonnêteté de leurs procédés. Comme l'es- » pèce d'hommes que nous venons de peindre » pullule maintenant, ainsi qu'elle l'a toujours

» fait, il est triste, mais il est raisonnable, de » penser que nos descendans ne sont pas plus » que nous à l'abri de leur importunité. » (1)

Je termine. J'ai combattu faiblement, mais du moins de cœur, pour la vérité, et peut-être aussi m'arrivera-t-il d'éprouver ce que *Morellet* dit arriver aux hommes occupés de sa recherche : « Tant que l'ardeur et l'enthou- » siasme de la jeunesse les animent, tant que » les illusions d'un cœur sensible et bon les » soutiennent, les obstacles ne les rebutent » pas ; ils se flattent d'en triompher ; ils comp- » tent sur le pouvoir de la vérité, sur l'empire » du beau, sur l'attrait de la vertu, qui doi- » vent subjuguer le monde ; ils n'imaginent » pas qu'on puisse méconnaître, et encore » moins insulter ces divinités bienfaisantes » autrement que par une erreur involontaire » qu'ils espèrent dissiper. Mais lorsqu'une » triste expérience les a détrompés, quand se » montre à leurs yeux, pour la première fois, » un ennemi caché jusqu'alors, et dont ils » avaient méconnu la force, le découragement » et l'inaction succèdent à l'ardeur et à l'acti- » vité. » (2) Tel sera sans doute mon sort;

---

(1) *A. Petit*, Recueil sur les naissances tardives, tom. I, p. 150.

(2) *Morellet*, De l'Esprit de contradiction.

mais il n'arrivera pas de sitôt; car si mon ardeur tient à ma jeunesse, la fermeté et la constance de mon caractère me soutiendront, et je ne prévois pas de circonstances qui puissent m'empêcher de suivre la devise du philosophe de Genève :

Vitam impendere vero.

www.ingramcontent.com/pod-product-compliance
Ingram Content Group UK Ltd.
Pitfield, Milton Keynes, MK11 3LW, UK
UKHW012242240726
13966UKWH00003B/1245